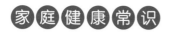

皮肤瘙痒防治超图解

[日] 小林美咲◎主编

孟宇乐◎译

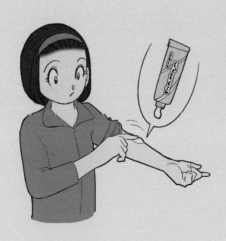

中国纺织出版社有限公司

图书在版编目（CIP）数据

皮肤瘙痒防治超图解 / （日）小林美咲主编 ； 孟宇乐译. -- 北京 ： 中国纺织出版社有限公司，2020.9
（家庭健康常识）
ISBN 978-7-5180-7257-6

Ⅰ．①皮… Ⅱ．①小… ②孟… Ⅲ．①瘙痒－防治－图解 Ⅳ．①R758.3-64

中国版本图书馆CIP数据核字(2020)第051614号

原文书名：図解 がまんできない！ 皮膚のかゆみを解消する正しい知識とスキンケア
原作者名：小林美咲

ZUKAI GAMANDEKINAI! HIFU NO KAYUMI WO KAISHOUSURU TADASHII CHISHIKI TO SKIN CARE supervised by Misaki Kobayashi

Copyright © Nitto Shoin Honsha Co., Ltd. 2017

All rights reserved.

Original Japanese edition published by Nitto Shoin Honsha Co., Ltd.

This Simplified Chinese language edition is published by arrangement with Nitto Shoin Honsha Co., Ltd., Tokyo in care of Tuttle-Mori Agency, Inc., Tokyo through Shinwon Agency Co., Beijing Representative Office.

本书中文简体版经 Nitto Shoin Honsha Co., Ltd. 授权，由中国纺织出版社有限公司独家出版发行。

本书内容未经出版者书面许可，不得以任何方式或任何手段复制、转载或刊登。

著作权合同登记号：图字：01-2020-1859

责任编辑：傅保娣　　责任校对：王蕙莹　　责任印制：王艳丽

中国纺织出版社有限公司出版发行
地址：北京市朝阳区百子湾东里 A407 号楼　邮政编码：100124
销售电话：010—67004422　传真：010—87155801
http://www.c-textilep.com
中国纺织出版社天猫旗舰店
官方微博 http://weibo.com/2119887771
北京通天印刷有限责任公司印刷　各地新华书店经销
2020 年 9 月第 1 版第 1 次印刷
开本：880×1230　1/32　印张：5
字数：72 千字　定价：39.80 元

凡购本书，如有缺页、倒页、脱页，由本社图书营销中心调换

你皮肤瘙痒的原因
是习惯性瘙痒和"三个不注意"吗？

　　你会被皮肤粗糙、起斑疹、过敏（成人型特应性皮炎）等引起的皮肤瘙痒困扰吗？即便出现了皮肤瘙痒，你是不是也会觉得"还没痒到要去医院的程度""也不是很痒"等一直忍耐呢？

　　确实，和疼痛比起来，大家会因为瘙痒的症状较轻且缺乏紧急性而对其置之不理。但是，慢性及难以治愈的瘙痒是难以忍受的。事实上，皮肤科的患者中，瘙痒占大多数。

　　瘙痒是皮肤的一种难以言表的特殊感觉。我们感觉到瘙痒时，会通过挠、敲、摩擦、抓等刺激皮肤的行为来缓解瘙痒。但这些行为的结果，通常都会越挠越痒，使瘙痒陷入恶性循环。大家知道，瘙痒是一种会让人产生"挠"这种行为的一种不舒服的感觉，因此瘙痒的一大特征就是，会伴随抓挠的行为。

　　抓挠的行为会损伤皮肤，使皮肤疾病恶化。另外，我们的皮肤在没什么问题的时候，也有可能会出现抓挠的行为。

　　作为一名皮肤科医生，我在接诊患者的过程中，不断地研究特应性皮炎和抓挠行为的关系。人在感受到压力后，明明没有皮肤瘙痒的感觉，但是会出现抓挠身体某处的行为。

事实上，情绪上的"瘙痒"引起的抓挠行为是一种被习惯化后，精神依赖极强的嗜好性质的抓挠行为。

嗜好性质的抓挠行为会导致皮肤出现各种各样的病症或使其恶化。为了维持皮肤的健康，一定要知道皮肤会在什么时候受伤。也就是我说的"三个不注意"，即清洁不到位、受到摩擦、长时间浸泡在水中。

本书将为大家浅显易懂地讲述瘙痒之谜及其机制，可引起瘙痒的皮肤疾病，以及正确的护肤方式等内容。我们知道了瘙痒发生的机制后，就可以控制其出现。先从能做到的试一试吧！希望本书能够帮助有皮肤瘙痒烦恼的读者。

日本小林皮肤科医院院长

小林美咲

目录

你什么时候会出现皮肤瘙痒呢

让你烦恼的皮肤问题——瘙痒，什么时候会出现呢？

首先，我们一起来看看皮肤可能会出现瘙痒的情景吧!

情景①

□被蚊虫叮咬后出现皮肤瘙痒

蚊子在吸血的同时，会向人体内注入唾液，皮肤对这种唾液产生的过敏反应即为"蚊子包"。2014年，日本出现了经携带登革热病毒的热带蚊虫传播引起的登革热传染病，并且引起大众的关注。

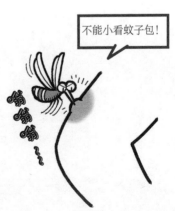

不能小看蚊子包!

➡ 20、80、134 页

情景②

□皮肤干燥时出现瘙痒

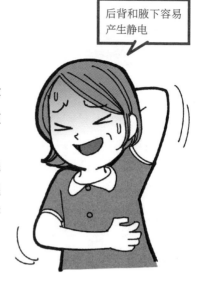

后背和腋下容易产生静电

皮肤缺水变得干燥时，就容易出现瘙痒。另外，静电的刺激也是造成皮肤瘙痒的原因之一。化学纤维会携带负电荷，而羊毛织品则非常容易携带正电荷。混合了这两种材质的衣物最容易产生静电。

➜ 60、88 页

情景③

□出汗时出现皮肤瘙痒

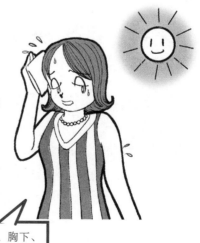

颈部、腋下、胸下、肘内侧容易长痱子

持续出现炎热的天气时，越来越多的人因为表皮挤满汗液，皮肤出现丘疱疹而感到烦恼。另外，皮肤受到汗液所含成分的刺激，也会出现瘙痒和炎症，从而长痱子。

➜ 46、94 页

□内衣的勒痕处会
出现瘙痒

很多女性都会有内衣勒痕。穿内衣后，皮肤受到钢圈、肩带、挂扣、标签、蕾丝花边等紧压和摩擦，就会出现瘙痒的感觉。另外，内裤和卫生巾等物品也会导致外阴出现瘙痒症状。

➜ 90、150 页

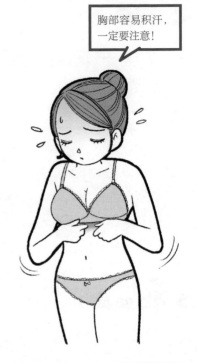

□来月经前出现皮
肤瘙痒

来月经前，女性体内激素的变化会影响自主神经和免疫系统功能，因此皮肤容易出现瘙痒、变粗糙、长疹子等状况。这些状况大部分在月经开始的时候就会消失。

➜ 58、72 页

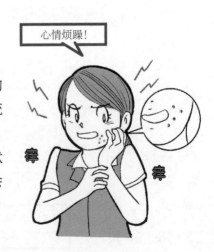

情景⑥

□吃草莓后嘴巴会痒

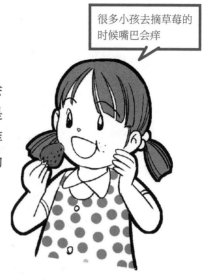

很多小孩去摘草莓的时候嘴巴会痒

吃太多草莓后，嘴巴周围会痒，嘴唇变肿，舌头发麻。这是因为草莓富含一种能够引起瘙痒的物质——组胺。另外，巧克力也不能多吃！

➔ 38、117 页

情景⑦

□喝酒时出现皮肤瘙痒

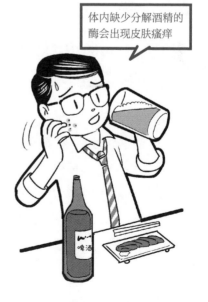

体内缺少分解酒精的酶会出现皮肤瘙痒

酒精进入体内，会被分解为乙醛、醋酸、水和二氧化碳。如果体内分解乙醛的酶含量较少，就会出现皮肤瘙痒、脸红、头痛、恶心等症状。

➔ 117 页

情景⑧

□回家后没缘由地出现皮肤瘙痒

因为工作等活动，处于精神高度集中且紧张时，就会暂时忘记瘙痒这种感觉。但是，从紧张的环境中解放出来，精神放松后，就容易感觉到皮肤瘙痒。

➡ 72 页

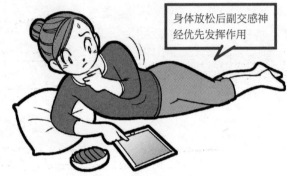

身体放松后副交感神经优先发挥作用

情景⑨

□心情烦躁时出现皮肤瘙痒

精神受到压力，处于高度紧张的状态下，也会有瘙痒的感觉。这是因为交感神经受到过度刺激后，会大量分泌引起瘙痒的物质——组胺。

➡ 72 页

心情烦躁时交感神经优先发挥作用

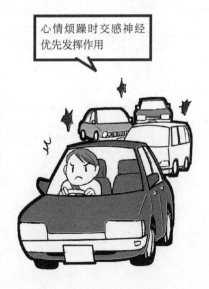

情景⑩

☐泡澡后出现皮肤发痒

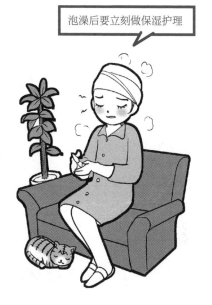

泡澡后要立刻做保湿护理

泡澡时，人体体温上升，如泡澡时间过长，就会出现面部紧绷、身体发烫的状况，从而出现瘙痒的感觉，错误的泡澡方式也会使皮肤变得干燥。

➜ 142 页

情景⑪

☐睡觉时出现皮肤瘙痒

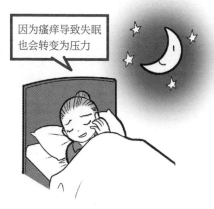

因为瘙痒导致失眠也会转变为压力

除了泡澡后、皮肤变干、皮肤温度上升等原因之外，如果睡觉时皮肤出现剧烈瘙痒，可能是因为身体疲劳或压力大。

➜ 72、150 页

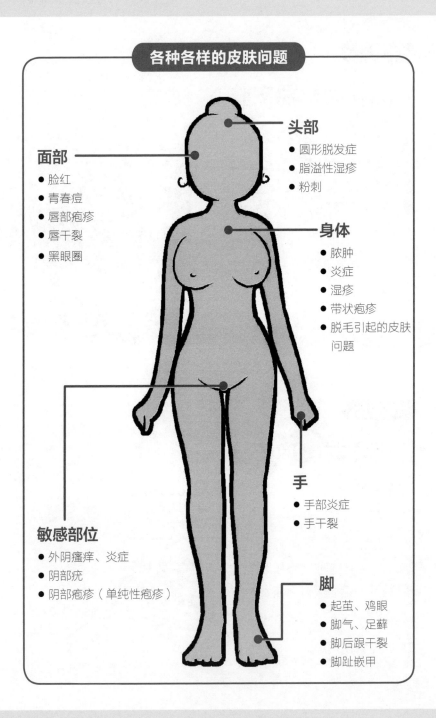

各种各样的皮肤问题

头部
- 圆形脱发症
- 脂溢性湿疹
- 粉刺

面部
- 脸红
- 青春痘
- 唇部疱疹
- 唇干裂
- 黑眼圈

身体
- 脓肿
- 炎症
- 湿疹
- 带状疱疹
- 脱毛引起的皮肤问题

手
- 手部炎症
- 手干裂

敏感部位
- 外阴瘙痒、炎症
- 阴部疣
- 阴部疱疹（单纯性疱疹）

脚
- 起茧、鸡眼
- 脚气、足癣
- 脚后跟干裂
- 脚趾嵌甲

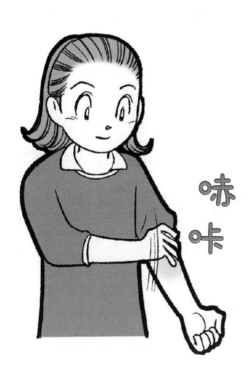

瘙痒是一种让人想要抓挠的不愉快的感觉

第 1 章

味卡

瘙痒是皮肤出现异常的信号，挠痒是一种保护身体的本能

刺挠、瘙痒是非常痛苦的一种皮肤感觉。

瘙痒是一种让人想要抓挠的不愉悦的感觉。就像其定义一样，瘙痒的最大特征是会伴随挠痒这种抓挠行为。那么，为什么人的皮肤会出现瘙痒的感觉并且想挠痒呢？

我们的身体，原本就会把携带威胁生命的传染病的媒介，如昆虫、有毒物质、跳蚤、寄生虫、病原体等，对身体的攻击等行为判断为瘙痒的感觉，然后通过抓挠行为来做好抵御异物入侵的准备，即生物体防御反应机制。由此得出，瘙痒是皮肤希望去除异常而发出的信号。因此，抓挠行为是一种保护自己身体的本能，也就不难理解了。但是，瘙痒一般不会危及生命，所以很容易被忽视。

但是，皮肤出现剧烈的瘙痒，会导致心情烦躁、失眠等状况，瘙痒会演变为一种压力。另外，抓挠行为会引起皮肤炎症，

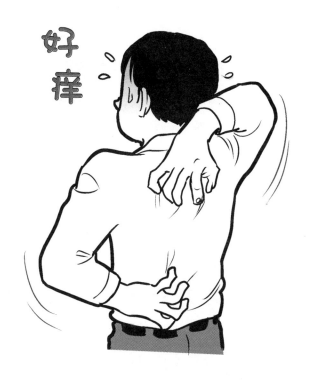

好痒

甚至使其恶化。尤其会让面部的皮肤问题恶化，甚至到无法见人的地步。瘙痒和皮肤疾病的恶化，会给我们的身体和精神造成巨大的伤害。

　　最近，随着大脑科学和医学研究不断发展，瘙痒的病理也基本清楚了。同时，对于伴随剧烈瘙痒症状的特应性皮炎等疑难杂症治疗的进步，期待越来越高。

挠痒是伴随愉悦的成功奖励？会促进大脑分泌一种叫做多巴胺的化学物质

大家都有过这样的经验吧，挠不痒的地方会感觉到疼痛，而挠痒的地方后，心情就会神奇地变好。那么，为什么在挠痒之后，人的心情会变好呢？

这是因为挠痒会促进大脑内部分泌一种快乐激素——多巴胺。这对于把自己皮肤抓破的行为来说，是一种"成功奖励"。

当我们采取某种行动或者摄取了某种物质时，大脑的奖励中心就会作出反应。奖励中心含有大量多巴胺等物质。而且，当因为某种行为*和某种物质*让你感觉到非常快乐而进入奖励模式的时候，就会自动反射形成那些物质，因此，有可能无法依靠自我意识中断这种行为或者这类物质的摄取，形成依赖。

* 某种行为：赌博、购物、吃东西等。某种物质：酒精、香烟、药物等。

越挠越痒？

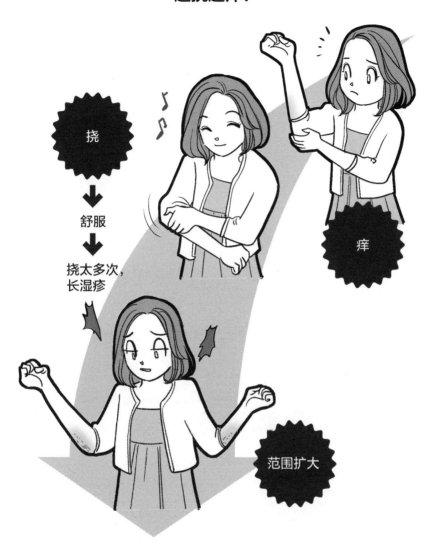

挠

↓

舒服

↓

挠太多次，
长湿疹

痒

范围扩大

　　过度抓挠的行为会损伤皮肤，从而导致瘙痒的状
况恶化。对于那些受瘙痒折磨的人来说，抓挠行为带
来的快感也是一个非常严重的问题。

瘙痒不是轻微的疼痛！虽然像但不是

小时候被蚊子叮咬的时候，你是不是也曾经在蚊子包上画过"十"字？虽然这种无意识的行为有止痒的效果，但是这种行为是通过给予皮肤新的强烈的刺激，将瘙痒转化为疼痛的感觉。

另外，用热水冲洗瘙痒的部位会感觉很舒服，这也是通过给予皮肤热（疼痛）这种强烈的刺激，起到抑制瘙痒的作用。

疼痛可以让人暂时忘记瘙痒的感觉，但是还会有很多恶化的案例，所以一定要多加小心！

事实上，到目前为止，瘙痒一直被理解为轻微的疼痛，甚至有一种常见的说法，"如果传递痛觉的神经释放出的信号较弱，人就会感觉到瘙痒；反之，如果释放的信号较强，就会出现痛感。"

然而，近些年的研究显示，人体具有传递瘙痒感觉的神经纤维，因此，瘙痒是一种不同于疼痛的皮肤感觉。

将瘙痒转化为疼痛

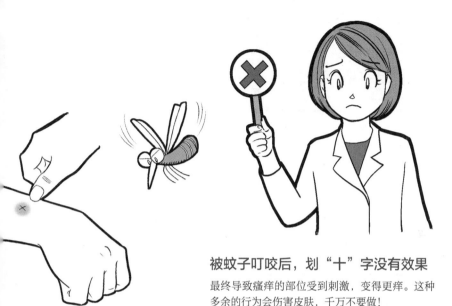

被蚊子叮咬后，划"十"字没有效果

最终导致瘙痒的部位受到刺激，变得更痒。这种多余的行为会伤害皮肤，千万不要做！

当因为碰到某种事物而感到疼痛时，就会马上把手闪开，这种行为叫做屈反射。但是，当感觉到瘙痒时，反而会用手去消除这种感觉。瘙痒只会出现在直接与外界接触的部位，换句话说，瘙痒只会出现在全身的皮肤、眼睛的表面、白眼球、鼻腔黏膜这些部位，就算内脏出现痛感，也不会有瘙痒的感觉。

虽然瘙痒和疼痛相似又不一样，但也不是毫无关系，瘙痒和疼痛相互之间的联系非常紧密。而对于瘙痒这种感觉，我们还有很多不清楚的地方。

皮肤是内脏的镜子，是内脏出现异常的信号

皮肤和心脏、肝脏、肾脏、肠胃、肺等器官最大的不同在于，自己可以看到病变。自古以来，就有"皮肤是内脏的镜子"这种说法，皮肤的疾病是内脏出现异常的信号。

最先出现在皮肤表面的病变称为皮疹，颜色改变后就会演变为斑，局部隆起的丘疹，含有水分的水疱，有脓液的脓包等各种各样的表现。皮肤疾病的症状不同，皮肤下发生的病变也不同。

例如，约30%的糖尿病患者会出现皮肤病变。如果持续高血糖的状态，就会面色发红并且伴随着强烈的瘙痒，免疫力降低后，非常容易患脚气等感染症。如果病情恶化，感觉神经也会出现异常，脚被鞋子磨伤的部位以及其他小伤口被病毒入侵也毫无感觉，导致皮下组织腐烂，最终演变为坏疽。因此，糖尿病患者平常一定要经常检查自己脚部的皮肤状态。

定期检查皮肤

本以为是黑痣，其实是黑色素瘤！？

被称为黑痣癌的黑色素瘤，是一种容易出现在脚掌、手掌、手指、脚趾、面部等部位的皮肤癌。其直径可以在短时间内迅速增长至7毫米，一定要注意！

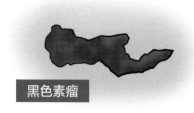

黑色素瘤

黑痣

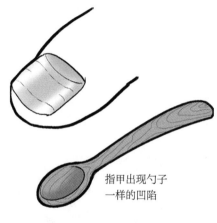

指甲出现勺子一样的凹陷

如果指甲的形状像勺子一样，代表患了缺铁性贫血！？

体内铁离子含量不足，指甲会变得又薄又软，弯曲变形。如果你的指甲出现了勺子形状的凹陷，表明你可能患有缺铁性贫血。你需要进行血液检查，然后进行治疗。

进行血液透析的人，会出现瘙痒的症状

很多因为肾功能不全而必须长期进行血液透析的患者会出现全身瘙痒的症状。如果瘙痒的感觉变得更加强烈，会影响睡眠，患者容易出现抑郁倾向，一定要多加小心！

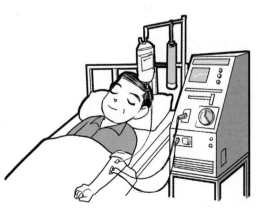

告诉现在的自己，皮肤是心理状况的晴雨表

皮肤不仅能够反映内脏的疾病，而且能够反映我们的心理状态。例如，害羞的时候会脸红，害怕的时候脸色特别苍白。不仅在寒冷的时候，感动或者害怕的时候，皮肤上都会起鸡皮疙瘩。感到紧张或不安的时候，头和肩膀的肌肉会变得僵硬，额头、鼻子、后背、手掌会出冷汗。害羞或烦躁的时候，会不自觉地挠头。

如上所述，喜悦、悲伤、不安、惊讶、愤怒、害怕等情绪可通过皮肤展现出来。所谓情绪，就是突然出现的暂时性的强烈感情变化，也是一种让人冲动的欲望。交感神经因为某种情绪而一直保持紧张状态的话，呼吸、循环、消化、分泌等生理功能就会出现异常，对皮肤产生不好的影响。

如果治疗也没有效果的话，很有可能就是心里的烦恼。很多人就是因为压力太大而得了特应性皮炎。

在遭受压力的时候，越较真儿的人，越没办法很好地处理，从而出现抓挠皮肤的动作，使症状恶化。

情绪受大脑控制

　　脑由大脑新皮质、大脑边缘系统、脑干三部分组成。当我们出现某种情绪时，和本能行为及感情相关的大脑边缘系统就会处于活跃状态。控制这种感情的是大脑新皮质中的前额叶。

愉悦的情绪	疼爱 / 自尊心 / 特别幸福 / 满足 / 沉迷 / 喜悦 / 爱

不愉悦的情绪	悲伤 / 轻蔑 / 苦恼 / 敌意 / 嫉妒 / 迷惑 / 孤独 / 愤怒 / 害怕 / 担心 / 罪恶感

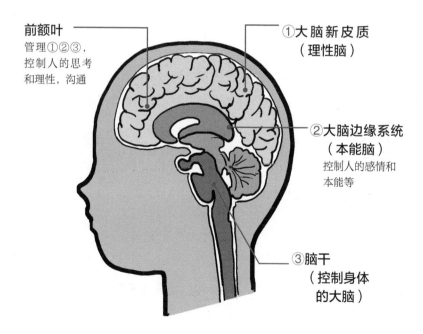

前额叶
管理①②③，
控制人的思考
和理性，沟通

①大脑新皮质
（理性脑）

②大脑边缘系统
（本能脑）
控制人的感情和
本能等

③脑干
（控制身体
的大脑）

瘙痒有末梢性瘙痒和中枢性瘙痒两种类型

瘙痒可分为末梢性瘙痒和中枢性瘙痒两种类型。

当别人问你什么地方痒的时候，如果你可以明确说出瘙痒部位的话，就属于末梢性瘙痒。当身体受到某种刺激时，皮肤内的肥大细胞（mast cell）分泌IgE抗体、细胞因子、神经肽（P物质）等物质，从而促进诱发瘙痒的物质——组胺大量释放。组胺作用于感知瘙痒和疼痛的感觉神经，受到的刺激会被传递给大脑。

虽然整个身体都很痒，但是却不知道具体哪里痒，这种没有特定的部位感觉到瘙痒的种类，就属于中枢性瘙痒。中枢性瘙痒的特征是瘙痒的部位不会出现炎症或皮疹等症状。中枢性瘙痒与一种叫做阿片肽的神经肽有密切的关系。糖尿病、肾脏疾病、胆汁淤积性肝病、血液透析、特应性皮炎、干癣等疾病会出现中枢性瘙痒。

瘙痒的种类和发病机制

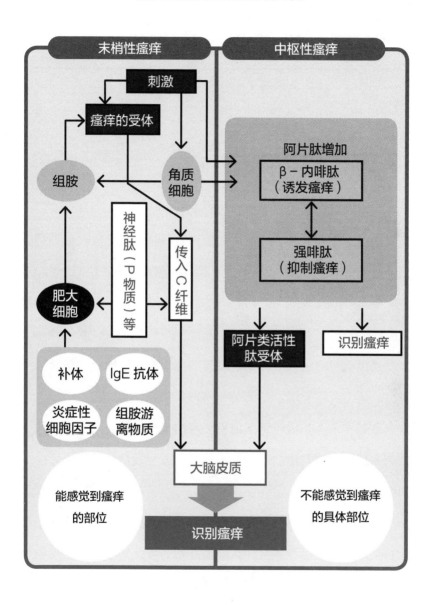

挠痒时皮肤会发生什么呢

我们一起来看看，挠痒会让皮肤下发生什么吧。

挠痒至少会引起三种变化：损伤皮肤屏障、释放炎症性细胞因子及发生轴索反射。这三种变化会导致瘙痒和皮肤疾病恶化。

挠痒引起的第一种变化是加剧皮肤屏障功能损伤、恶化。如果把皮肤挠伤出血的话，不仅角质层，整个表皮都会受到损伤。

挠痒引起的第二种变化是表皮细胞损伤引起的炎症细胞因子释放，诱发炎症反应。当细菌和病毒入侵人体时，细胞因子可以发挥重要作用，包括将这些信息传递给免疫细胞，防止细菌和病毒的入侵，保护身体。不仅仅是抓挠，就算角质剥落，也会释放细胞因子。

挠痒引起的第三种变化是发生轴索反射。开始只是皮肤的某处感到瘙痒，但是不知从什么时候开始，瘙痒部位的周围皮肤也变得痒痒。引起这种现象的原因就是轴索反射。轴索反射会使神经末梢的P物质等神经肽在全身游离，进而诱发炎症。

挠痒时皮肤发生的变化

挠痒会导致皮肤屏障受到损伤、释放炎症性质的细胞因子及发生轴索反射。也就是会诱发皮肤炎症和瘙痒。

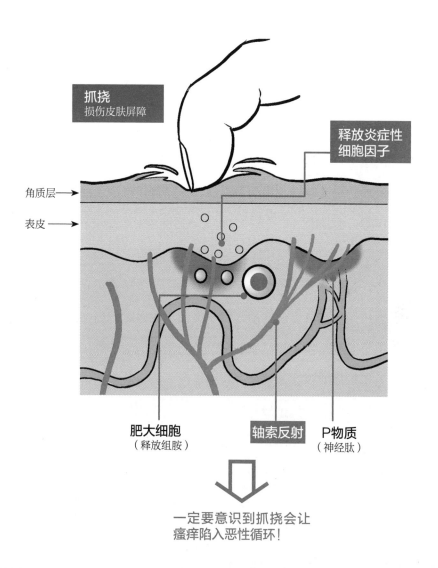

抓挠
损伤皮肤屏障

释放炎症性细胞因子

角质层 →

表皮 →

肥大细胞
（释放组胺）

轴索反射

P物质
（神经肽）

一定要意识到抓挠会让瘙痒陷入恶性循环！

皮肤会陷入越挠越痒的恶性循环

皮肤瘙痒，就算不挠也会恢复到正常的状态。即便是这样，但却没法不挠。虽然挠痒会暂时消除瘙痒的感觉，但是却不能治愈，反而会陷入越挠越痒的恶性循环。而且，挠痒会使瘙痒部位的炎症进一步恶化。

抓挠引起的炎症反应（湿疹、皮炎）使体内的细胞和组织受到损伤，是机体为了消除炎症、细胞再生的一种生物防御反应。在没有抗生素和抗真菌药的年代，炎症反应发挥着自体防御的重要作用，但是现在炎症反应带来的危害更多。

为了不损害皮肤，治疗炎症相当重要。皮肤科通常会使用以内服抗组胺药物（抗过敏药）和外用肾上腺皮质激素（甾体化合物）外用药为中心的治疗方式来止痒。

为了切断瘙痒的恶性循环，首先不抓不挠，其次尽早开始治疗非常重要。

瘙痒的恶性循环
"瘙痒（itch）、抓挠（scratch）、瘙痒和抓挠的循环"

抓挠会损伤皮肤，使瘙痒和炎症恶化，陷入越挠越痒的"瘙痒恶性循环"。

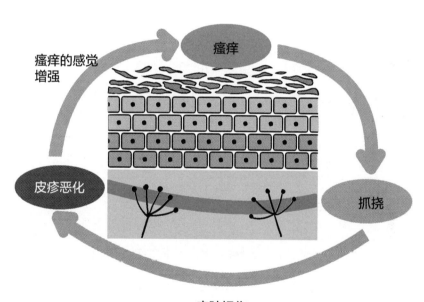

瘙痒

瘙痒的感觉增强

皮疹恶化

抓挠

皮肤损伤

应对瘙痒时，
首先要做的就是不要抓挠

感到紧张或压力大时，一直挠来挠去的"抓挠癖"

通常来说，抓挠行为是瘙痒引起的一种反射行为。但是，有时明明没有瘙痒的感觉，却会无意识地挠来挠去。例如，在职场或在家里，如果事情没有像自己预想的那样发展，心情烦闷时，有的人就会不自觉地挠头、扯头发。另外，感到压力时，有的人还会挠鼻子或脸颊、揉眼睛、触摸身体和面部。这是因为抓挠身体可以让情绪缓和下来。

压力越大，抓挠的习惯越严重，慢慢出现薅头皮、拔头发、拍打脸部等过激行为。也就是说，通过获得痛感来暂时缓解压力。在女性中经常出现的"清洁过度，过度保湿"的过度护肤行为，就是自我伤害的一种。如果反复出现这种状况，就很有可能是"抓挠癖"。

压力、抓挠和压力、抓挠的循环

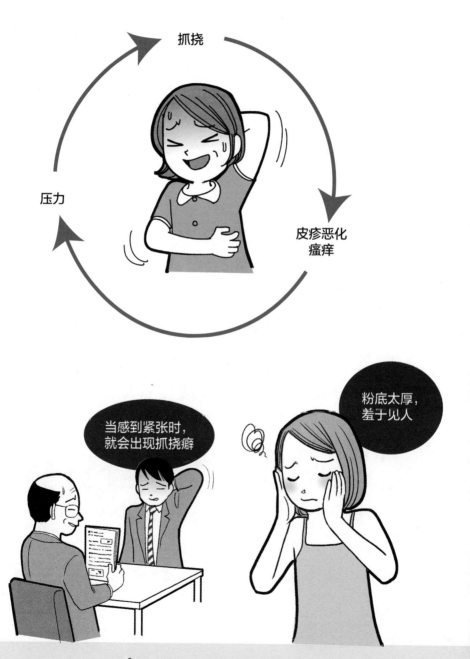

嗜好性质的抓挠行为成为缓解压力的方法

近年来，越来越多人患上了一种被称为"成人过敏"的成人型特应性皮炎，而且有难以治愈的倾向。通过观察患者的抓挠行为得知，某些情绪和压力是诱发抓挠行为的原因。

并不是觉得痒，去挠这么简单，而是像"心情烦躁的时候抓挠""回过神来，已经在抓挠了"这样，因为某种情绪而出现抓挠的行为，并且形成习惯，"回家之后必须抓挠""总是重复同样的抓挠动作""一旦开始抓挠就停不下来"，抓挠就成了每天需要做的事情。而且，会因为感到"心情舒畅""松了一口气""痛快了"而心情变好，也就是说因为获得了精神上的快乐而反复抓挠自己的皮肤。每次抓挠的时间一般是5~10分钟，也有的人会达到30分钟，甚至4小时。也就是说，抓挠变成了缓解压力的方法。当形成抓挠的习惯，就会产生强烈的精神依赖，称为一种癖好。像是这样，变为习惯的抓挠行为被称为抓挠癖好。癖好

要注意这样的抓挠行为！

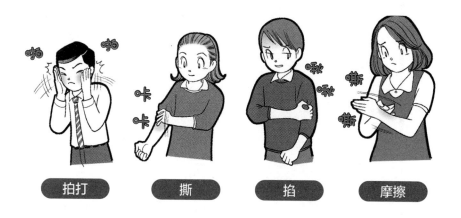

<table>
<tr><td>拍打</td><td>撕</td><td>掐</td><td>摩擦</td></tr>
</table>

指沉迷于戒了很多次也戒不掉的不良嗜好。

抓挠癖好会直接损伤皮肤，诱发皮肤疾病，至其恶化、复发。抓挠癖好特别常见，并且与各种各样的疾病有密切的联系。

其中，虽然特应性皮炎和粉刺比较常见，但是抓挠的癖好也会导致脂溢性皮炎、脸颊发红、干藓、自身感染性皮炎、慢性痒疹、皮肤瘙痒症、急性湿疹等疾病恶化。还有人每天时不时撕自己的皮肤，如果不停止抓挠的行为，就会导致多次复发。对于由压力引起的抓挠癖好，首先要了解抓挠行为，然后自觉停止这种行为。事实上，治疗抓挠癖好，会让患者的心情变好。

为什么草莓吃多了会觉得痒

　　每年到了草莓成熟季节，各地都会有很多人去采草莓。虽然又酸又甜的草莓非常好吃，但是吃多了嘴巴周围就会觉得痒。当你出现了"嘴巴痛""喉咙又干又痒"等症状时，就一定不要再吃了，将手和嘴巴清洗并擦拭干净。而且要观察一下症状有没有恶化。如果恶化，建议去皮肤科看医生。

　　就算平时吃草莓不会出现瘙痒的症状，吃多了之后也可能会诱发非过敏性瘙痒。这是因为草莓中含有大量能够诱发瘙痒的物质——组胺。因此，草莓吃多了之后，就会出现瘙痒的症状。除此之外，番茄、茄子、菠菜、竹笋、山药、荞麦、蛋白、猪肉、青花鱼、金枪鱼、虾、蛤蜊、咖啡、巧克力、红酒、啤酒等组胺的含量相对较多。另外，还有过敏的可能。

　　吃草莓30分钟内，有的人会出现嘴巴周围变痒，长红色的疙瘩，嘴唇、舌头、眼睛变肿，甚至出现荨麻疹、腹泻、呕吐等全身过敏的症状。还有少数人会出现呼吸困难和过敏性休克，所以一定要多注意！

　　水果、蔬菜及坚果类的食物内含有多种过敏原。特别是花生、杏仁、荞麦面、蜜瓜、香蕉、苹果、桃、梨、栗子等非常容易诱发过敏的症状。

第 2 章

了解一下皮肤的结构和工作原理

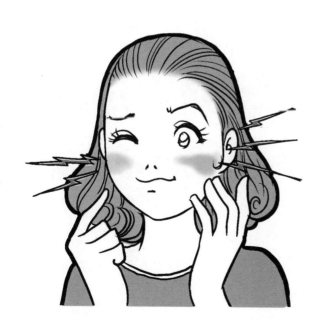

皮肤是人体最大的器官，由表皮层、真皮层、皮下组织构成

覆盖我们身体的皮肤，是人体最大的器官。听到"皮肤也是器官"你是不是很吃惊？具备特定的形态和功能的结构称为器官。皮肤和大脑、心脏、肝脏、肾脏、肠胃一样，都是人体的器官，皮肤由表皮层、真皮层、皮下组织构成，皮肤还有指（趾）甲、毛发、皮肤腺（皮脂腺、汗腺、乳腺）等附属物。指（趾）甲和头发都是由表皮细胞变化而形成的。

不同部位，皮肤的厚度不同，平均厚度约2毫米，表皮层的厚度约为0.2毫米。覆盖在皮肤最上层的角质层（参见第53页）厚度为0.01~0.02毫米，比保鲜膜还要薄。成年人皮肤的总面积约1.6平方米，相当于一个榻榻米的面积。皮肤的重量约占体重的16%。也就是说，体重为50千克的人，皮肤重量约为8千克。内脏中体积最大的肝脏，重量只有体重的2%左右（如果体重为50千克的话，肝脏约重1千克），因此皮肤是一个非常大的器官。

皮肤的结构

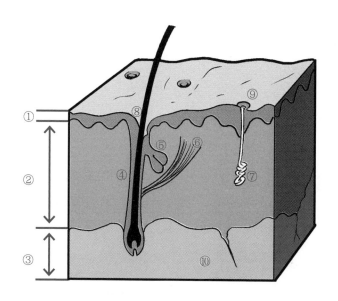

①表皮　　　　⑥立毛肌

②真皮　　　　⑦小汗腺

③皮下组织　　⑧毛孔

④毛囊　　　　⑨汗孔

⑤皮脂腺　　　⑩脂肪组织

皮肤像包裹一样覆盖全身，保护肌肉、神经和血管

　　皮肤除了可以像包装纸一样把整个身体包起来，避免器官外露以外，还有抵御外部刺激、调节体温、控制知觉等作用。皮肤由外到内，分为表皮、真皮、皮下组织三部分。

　　表皮在最外侧，是薄而坚固的一层。表皮层在保持皮肤湿润的同时，还可以抵御外部异物的入侵和刺激，保护皮肤内侧的肌肉、神经、血管免受损伤。

　　在皮肤组织中，真皮层占比最大，也是皮肤的主体。真皮层内含强韧的胶原纤维，集合成束状。网状纤维被认为是未成熟的胶原纤维，交织成网状。在那之间的胶状基质中富含大量的组织液。再加上弹性纤维，可以保证皮肤的弹力和柔韧度。除此之外，真皮层中含有免疫细胞（组织细胞、肥大细胞等）、毛囊、皮脂腺、汗腺、血管、淋巴管、神经等，具有非常重要的生理作用。

真皮层的构成

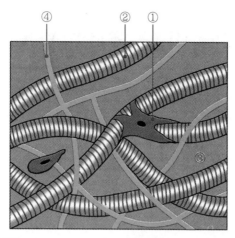

①**纤维芽细胞**

　　生成②、③的三种成分的细胞

②**胶原纤维**

　　是一种密集而坚固的纤维束，有
支撑皮肤的作用

③**基质**

　　由黏多糖（透明质酸等）构成，
使皮肤保持水分和柔软性

④**弹性纤维**

　　弹性特别强的细纤维，使皮肤具
有弹性

　　皮下组织是皮肤最内层的组织，大部分由皮下脂肪构成。皮肤组织中的动脉和静脉等粗血管为其提供营养，搬运废弃物质。另外，将能量以脂肪的形式储存在体内，当身体遭受外力时，形成缓冲，来保护内脏、骨头、肌肉等。而且，皮下组织还可以防止体温散失，保护身体不受外部寒冷的侵袭。

　　皮肤不仅仅是像保鲜膜一样包在身体表面，还是一种有着复杂精密结构且发挥重要功能的器官。也就是说，皮肤和大脑、心脏、肺、肠胃等器官一样，都是维持生命必不可少的器官。

皮脂腺分泌过多皮脂是长痘的根源

　　皮脂腺是分泌附着在汗毛上的皮脂的器官。除手掌和脚掌外，几乎分布在全身的每一处皮肤。皮脂和汗液混合在一起会形成皮脂膜，起到保护皮肤的作用。皮脂通过防止体内水分散失，使皮肤和头发保持水分、光泽、顺滑感。人体分泌皮脂较多的部位有头部、面部、腋下、外阴、胸部、后背正中等，这些部位的皮脂腺比较发达。其中皮脂分泌最多的部位是额头、鼻部、嘴周围构成的"T区"。

　　皮肤的分泌皮脂的量会受到性激素（其中男性为睾丸素，女性为肾上腺分泌的雄激素）影响，与性别、年龄、季节、食物等因素有关。一般来说，女性分泌的高峰时间从青春期到20多岁，男性从青春期开始，最晚可以持续到40多岁，此后随着年龄的增加，皮肤的分泌量会慢慢减少。

　　如果皮脂分泌过多，皮肤就会容易变脏，刺激皮脂分泌，容易长痘。正常人在唇部、阴部等部位没有皮脂腺。

毛囊的构造和皮脂腺的分泌

皮脂腺是一种特殊的分泌腺体

皮脂腺细胞的细胞质中存积着大量的脂质液滴，如果脂质液滴含量增加，就会压迫细胞核使其体积缩小，之后细胞自身退化，整个细胞被当作分泌物排出。

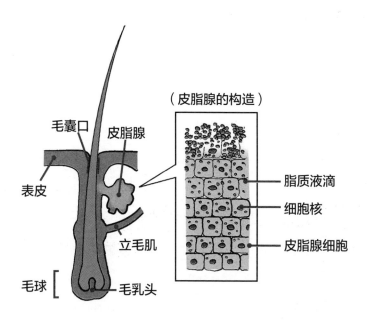

（皮脂腺的构造）

毛囊口　皮脂腺

表皮

立毛肌

毛球　毛乳头

脂质液滴

细胞核

皮脂腺细胞

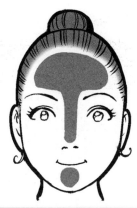

面部的"T区"

皮脂腺分泌量最多的部位是额头、鼻部及嘴巴周围的"T区"

汗腺每天分泌约1升汗液，是调节体温的重要器官

汗腺是位于皮肤表面分泌汗液的器官。分为几乎遍布全身的外泌汗腺及特定部位存在的顶泌汗腺。外泌汗腺发挥着调节体温的重要作用。

体温上升后，全身就会出汗。手掌、脚底、腋下的顶泌汗腺较多，在紧张、吃辣（味觉性出汗）等情景下，也会出汗。

即便没感觉到出汗，每天也会出约1升的汗液，到了盛夏或者做运动时，每天可以出3升的汗液。另外，当精神紧张和不安时，顶泌汗腺也会分泌汗液。

外泌汗腺分泌的汗液，成分大部分是水。这些水分和微量天然保湿因子可以为皮肤表面提供适当的湿度。

顶泌汗腺分泌的汗液含有大量的蛋白质和脂肪。虽然汗液是无色透明且没有臭味的，但是被皮肤常见的细菌分解后，就会出现臭味。

汗腺的分布图

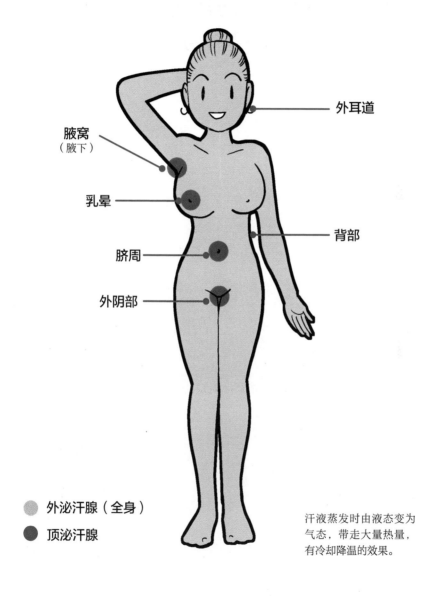

外耳道

腋窝
（腋下）

乳晕

脐周

外阴部

背部

● 外泌汗腺（全身）

● 顶泌汗腺

汗液蒸发时由液态变为气态，带走大量热量，有冷却降温的效果。

指（趾）甲可以保护指尖和脚尖，并让行走和做精细的工作成为可能

指（趾）甲位于手指、脚趾远端的背面，是一种呈板状的表皮角质。指（趾）甲发挥着保护手指、脚趾每一个指尖的作用。没有骨骼的指尖，全靠指甲支撑。正因为有指甲的存在，人的手才能灵活地抓取细小的物品，从事精细作业。趾甲会代替极少活动的脚尖，保持体重的平衡，行走时，趾甲发挥着着力的重要作用。

指（趾）甲是指（趾）端表皮角质化的产物，其主要成分是角蛋白。

指（趾）甲由指（趾）甲根部的甲床生成。身体健康的人的指甲每天会长0.1毫米左右，整个指甲全部换新，需要半年左右。

指（趾）甲和全身的皮肤一样，会受到外部刺激、营养状态、内脏疾病等因素的影响，从而发生变化。因此，可以通过观察指甲的状态，知道身体出现的问题和疾病等状况。所以说，指甲是身体状况的晴雨表。

指（趾）甲的构造

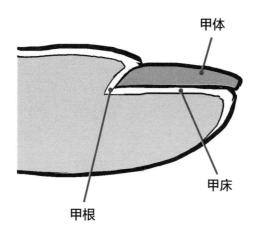

甲体

甲床

甲根

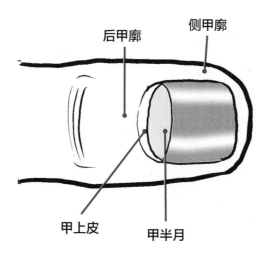

后甲廓

侧甲廓

甲上皮

甲半月

皮肤是可以接收看不见的信息的高灵敏度传感器

皮肤可以识别外部异物和刺激从而保护机体免受外界有害因素损伤，同时也是接收触觉、痛觉、热感、冷感、压力、瘙痒这些肉眼无法看见的信息的感觉器官。

皮肤有针对每种感觉的受体，是一个高敏感度的传感器。我们可以通过皮肤触摸来获取信息。婴儿就是通过皮肤接触来感受母爱的。在语言和感情的基础上，通过皮肤感觉传递的母爱，能够让婴儿感到更舒服的同时，还可以让其大脑更加有效的发育。

人与人之间的肌肤接触，可以让关系变得更加亲密，是一种非常重要的行为。在五感之中，视觉、听觉、味觉、嗅觉都是通过眼睛、耳朵、舌头、鼻子这样特定的器官来收集信息，只有触觉是通过全身的皮肤来收集信息。因此，皮肤也被称为覆盖全身的"第三脑"。

面部、手掌及脚底分布着大量的游离神经末梢，非常敏感。

接收皮肤感觉的受体

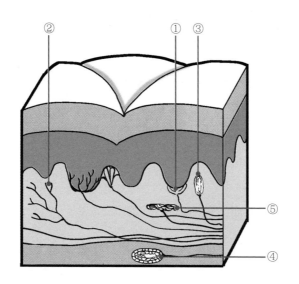

①梅克尔细胞（Merkel cell）

表皮最底部的感觉细胞，手指、口腔黏膜、毛发根部较多

②游离神经末梢

接收触觉、温觉、痛觉、瘙痒的感觉，从真皮上层延伸到表皮内

③触觉小体

接收触觉，位于手掌、脚底、口唇、外阴等部位

④环层小体

感受深层的压觉和振动觉，位于手掌、脚底、外阴、真皮深处、皮下组织

⑤鲁菲尼（Ruffini）小体

感知由皮肤的牵拉引起的紧张感，位于手指和脚底的皮下组织，以及关节的周围。

另外，干燥的皮肤和经常抓挠的部位的游离神经末梢会延伸到角质层下，因此非常容易受到刺激。

皮肤的新陈代谢：皮肤的更新周期约为 28 天

皮肤最外面的表皮层通过源源不断地生成新细胞，在一定的周期内完成皮肤的更新。表皮层由外到内分为角质层、颗粒层、棘层、基底层。

基底层每天都会生成新的角质细胞，并且按照基底层、棘层、颗粒层、角质层的顺序，推至皮肤的表面。在角质层转化为没有细胞核的角质细胞，起到屏障的作用，完成它的职责后，就会从皮肤脱落，变成身体的污垢和头皮屑。这个过程称为皮肤的新陈代谢。因此，过一段时间后，有擦伤等伤痕、被晒黑或者因为痒而被抓伤的皮肤会恢复原样。

皮肤代谢的周期受到年龄、身体部位、皮肤状态等因素的影响，一般来说，大概是28天。

当新陈代谢的周期发生混乱时，皮肤就很容易出现问题。如果新陈代谢的周期延长，废旧的角质残留，皮肤就容易变得粗

表皮的新陈代谢

不同部位皮肤的角质层厚度不同，躯干和四肢的角质层新陈代谢周期约为2周，而面部的角质层较薄，约为1周。

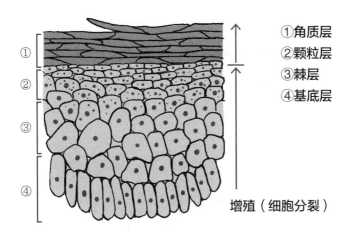

①角质层
②颗粒层
③棘层
④基底层

增殖（细胞分裂）

糙、暗沉、长斑和皱纹等。反之，如果新陈代谢的周期变快，那些未成熟的细胞就会暴露在皮肤表面，因此皮肤容易受到外部刺激的损害，致使皮肤容易出现干燥、粗糙等问题。

皮肤新陈代谢的周期会随着年龄的增加逐渐变慢，而且当季节发生变化时，或者女性进入更年期后，新陈代谢就极易发生紊乱。另外，睡眠不足、饮食不规律、压力大、过度清洁皮肤等也会造成皮肤的新陈代谢紊乱。

角质层的屏障功能：阻挡外部刺激，防止体内水分散失

皮肤覆盖在身体表面，直接同外界环境接触，发挥着屏障的功能。皮肤的屏障功能有两个方面：一是阻挡细菌、病毒等病原体，紫外线，气温变化，化学物质等外部异物的入侵和刺激；二是防止体内水分散失，起到保湿的作用。

皮肤的表面覆盖着角质细胞，因此，轻微外伤一般不会损伤皮肤。但是，如果因为烧伤等导致全身皮肤的1/3以上受伤的话，体内水分就会大量散失，甚至死亡。

发挥屏障功能的是表皮最外侧的角质层。新陈代谢功能正常的健康皮肤，角质层通常保持20%~30%的水分。皮肤会自我生成保湿成分，角质层内储存的水分可以起到保湿的作用。

皮肤的主要功能

免疫调节功能

物理、化学的屏障

调节体温

感受皮肤的感觉和知觉

防止体内水分散失

保持外形

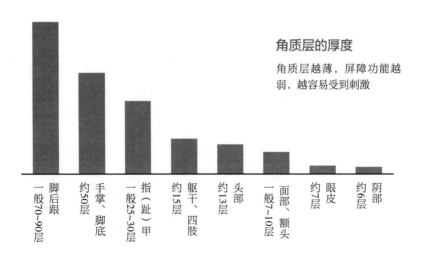

角质层的厚度

角质层越薄，屏障功能越弱，越容易受到刺激

脚后跟
一般70~90层

手掌、脚底
约50层

指（趾）甲
一般25~30层

躯干、四肢
约15层

头部
约13层

面部、额头
一般7~10层

眼皮
约7层

阴部
约6层

角质层具备的三个保湿因素

皮肤的屏障功能由以下三个保湿因素构成。

● 连接角质细胞的"角质细胞间脂质"

以神经酰胺、胆固醇以及游离脂肪酸等为主要成分构成水分层和脂质层相互重叠的层状结构，防止异物入侵和水分的蒸发和散失。

● 角质细胞内的"天然保湿因子"

主要成分是由蛋白质分解而成的氨基酸。氨基酸可以通过锁住皮肤水分来起到保湿的作用。

● 覆盖在角质层表面的天然乳霜"皮脂膜"

汗液和皮脂混合而成的皮脂膜被称为天然的乳霜。像一层薄纱一样覆盖在皮肤表面，起到防止水分散失的作用。皮脂膜为弱酸性，因此有杀菌的作用。如果皮脂分泌过少，皮肤就会变得干燥，而皮脂分泌过多会导致皮肤长痘、脂溢性皮炎。

当皮肤的屏障功能正常发挥作用时

皮肤能够抵御干燥、汗
液、紫外线、摩擦等外
部刺激，保持健康状态

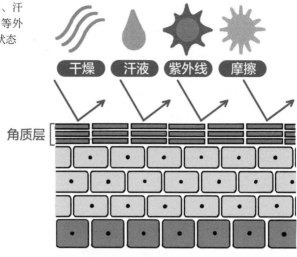

当皮肤的屏障功能受损时

皮肤容易受到外部的刺
激，出现问题

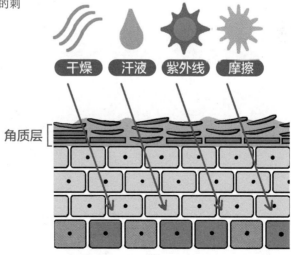

皮肤的免疫系统可以抵御细菌、病毒和癌细胞的侵害

即便皮肤因为某种原因导致屏障功能受损，皮肤的免疫系统也会发挥作用。所谓免疫，就是将入侵体内的异物识别为"非自身物质"，并且将其排出体外的生物体防御反应。在通常情况下，免疫系统会监视外部入侵的细菌、病毒，体内产生的癌细胞，移植的脏器以及组织等，将其当作异物击退，其构造非常精密。发挥这种作用的主要成分就是血液中的白细胞。

免疫分为自然免疫和人工免疫两种。自然免疫为无差别攻击异物的能力，是一种天生就有的抵抗力。而人工免疫则为制造相应的武器（抗体）来攻击特定对象的后天免疫。灵活运用这种原理的行为就是预防接种抗体。当自然免疫无法发挥作用时，需要利用人工免疫来集中对抗异物。在通常情况下，免疫系统会击退细菌预防感冒，或者杀死癌细胞保护我们的健康，所以称为"身体卫士"。

免疫的机制

表皮的郎格罕细胞识别入侵的异物后，调节性T细胞会发挥免疫功能。另外，表皮的角质细胞遭到破坏后，会释放细胞因子，使淋巴细胞和巨噬细胞变得活跃起来。

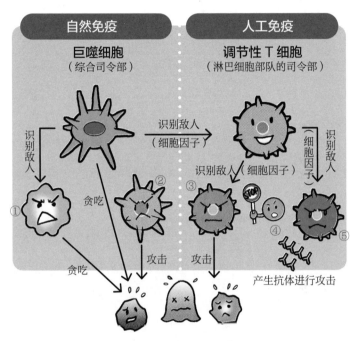

细菌、病毒、癌细胞等

①粒细胞（特别是中性粒细胞）

利用活性酶攻击敌人，将其吞噬后自爆

②自然杀伤细胞（NK 细胞）

攻击癌细胞及被病毒感染的细胞

③细胞毒性 T 细胞（CTL）

释放细胞毒素，破坏异物的巨细胞

④抑制性 T 细胞

释放战争结束的信号，阻止细胞毒性T细胞的攻击

⑤B 细胞

产生抗体进行攻击

屏障功能受损，皮肤会变得粗糙、干燥

在通常情况下，对于健康的皮肤来说，皮脂膜、角质层的天然保湿因子（NMF）以及角质细胞之间的脂质保湿因子可以保持皮肤的水分，维持屏障功能。角质层会经常接受表皮细胞层的水分供给，在保持充足的水分同时，维持水润健康的皮肤状态。因此，如果因为某种原因导致角质层保持水分的能力受损，皮肤就会变得干燥。

皮肤干燥的原因主要有以下五点。

● 错误的清洁方式导致皮肤屏障功能受损。

● 年龄的增加和不良的生活习惯导致的新陈代谢能力低下。

● 空气干燥（如果空气湿度低于50%，就会加快水分蒸发）。

● 随着年龄的增加，天然保湿因子减少，细胞间的脂质减少。

● 汗液和皮脂的分泌量减少。

下面来检测一下你的皮肤是否干燥

□ 洗脸之后，脸马上变得干燥。

□ 触摸皮肤时，觉得粗糙、干燥。

□ 皮肤出现瘙痒或针刺样疼痛。

□ 有白色粉末状的皮屑。

□ 嘴唇经常起皮。

□ 最近妆容不服帖。

□ 容易长小细纹或出现暗沉，看上去比实际年龄要老。

□ 皮肤只要稍微受到一点刺激，就会变得红肿。

□ 整天呆在空调房内。

□ 喜欢长时间用41度以上的热水泡澡。

□ 生活不规律，经常睡眠不足。

□ 容易怕冷。

□ 便秘。

□ 容易受到压力。

※符合条件越多，皮肤就越干燥

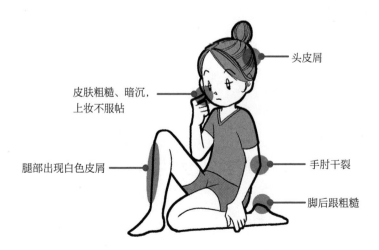

头皮屑

皮肤粗糙、暗沉，
上妆不服帖

腿部出现白色皮屑

手肘干裂

脚后跟粗糙

屏障功能严重受损，皮肤会变为容易受到刺激的敏感肌肤

当屏障功能严重受损时，皮肤就会变为容易过敏的敏感肌肤。只要稍微受一点刺激，皮肤就容易过敏，出现瘙痒的症状。原本不会入侵皮肤的物质也会透过皮肤，引起炎症。

敏感肌肤会出现瘙痒和刺痛的症状。另外，当皮肤粗糙、长痘、红肿等症状恶化时，皮肤就会出现炎症，面部皮肤会变红。过敏症状以及特应性皮炎等往往会出现"皮肤泛红"的症状。

肌肤敏感的原因主要有以下几点。

● 错误的清洁方式导致皮肤屏障功能受损。

● 过敏体质和特应性皮炎等过激免疫反应。

● 有摸脸、托腮、蹭鼻子、揉眼睛等不良习惯。

下面来检测一下你是不是敏感肌肤

☐ 洗脸后有刺痛感。

☐ 一直使用有刺激性的化妆品，有刺痛感。

☐ 季节变换时，皮肤状态会变差。

☐ 不管哪个季节，皮肤都很干燥。

☐ 皮肤会长白色的皮屑。

☐ 出汗以后，会有刺痛感。

☐ 皮肤照射紫外线后，会发红、起疹子，出现瘙痒的感觉。

☐ 在长粉刺的同时，某些部位还会出现干燥的情况。

☐ 当感受到压力时，皮肤的状态就会变差。

☐ 因为旅行等原因改变环境后，皮肤的状态容易变差。

☐ 生理期前后，皮肤状态容易变差。

☐ 被诊断为特应性皮炎。

※符合的条件越多，皮肤敏感程度越高

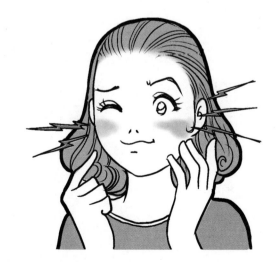

皮肤变得干燥或敏感之后，就容易出现暗沉、黑眼圈、毛孔粗大、法令纹明显等状况，看起来比实际年龄要老。

免疫系统的过激反应和错误认知会引起过敏反应

免疫系统作为一种保护身体的生物防御反应，发挥着重要的作用，但是通常也会将一些无害的异物识别为有害物质，然后进行攻击，这就是过敏反应。

比较常见的过敏反应有：过敏原直接引发的速发型过敏反应以及延迟1~2天发病的迟发型过敏反应。

对于速发型过敏反应来说，免疫系统最初接触到过敏原时，会产生免疫球蛋白IgE抗体*。IgE抗体会和皮肤以及黏膜的肥大细胞表面的Fc受体结合，和天线一样的过敏原发生反应后，会释放出组胺等化学物质，因此，皮肤会出现炎症以及瘙痒的症状。IgE原本是针对寄生虫等较明显的"敌人"产生的免疫反应，但是，

---

* 抗体：机体受到过敏原（抗原）的刺激而产生的具有保护作用的免疫球蛋白，有IgG、IgA、IgM、IgD、IgE五种类型。

发生过敏反应的皮肤

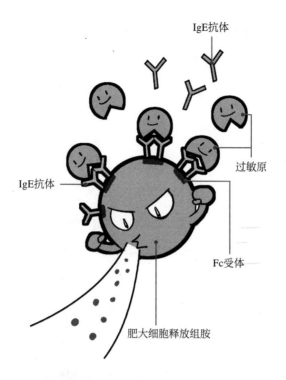

IgE抗体

IgE抗体

过敏原

Fc受体

肥大细胞释放组胺

过敏原从皮肤和黏膜进入体内

会引起荨麻疹、过敏性鼻炎、哮喘等疾病，经过5~15分钟就会发生反应的类型称为速发型过敏反应。

如果将身边的螨虫、花粉、化学物质等误认为"敌人"之后，也会产生异常的过敏反应。严重的时候甚至会导致休克，危及生命。

　　由速发型过敏反应引起的疾病有荨麻疹、过敏性鼻炎及过敏性支气管哮喘等。

对特定物质过敏的人存在免疫问题

　　没有特定的原因，但不知从什么时候开始，出现瘙痒、起疹子等症状，就有可能发生了迟发型过敏反应（细胞性免疫反应）。

　　在所有的皮肤问题中，过敏性接触皮炎最为常见。T细胞将特定的物质识别为抗原后，当这些物质再次入侵人体时，T细胞就会变得活跃起来，发生的反应即为过敏性接触皮炎。

　　接触过敏原后1~2天，除了出现发红、起疹子、变肿等症状出现高峰期外，还会有瘙痒的感觉增强，炎症向接触部位周围扩散等特征。

　　如果症状较轻的话，只要不再接触此过敏物质，1周左右就会痊愈。但是，抓挠等行为会导致症状扩散，除此之外，还会出现发热、全身无力等症状。

　　对于染发剂过敏、金属耳饰过敏等情况，有特定的过敏测试。

免疫系统的三大问题

免疫功能亢进（过敏）

对于食品、植物、化妆品、装饰品、药物等的过剩反应，甚至会引起过敏性休克。

主要的疾病 荨麻疹、药物疹、过敏性接触皮炎等。

免疫功能低下

年龄的增加，以及饮食不均衡、寒冷、压力等原因导致身体的抵抗力下降，出现皮肤粗糙、口腔溃疡、无法消除疲劳等症状。

主要的疾病 细菌或真菌等引起的感染，带状疱疹等。

免疫功能异常

将自身的一部分视为异物并进行攻击，称为自身免疫疾病。

主要的疾病 全身性红斑狼疮等胶原病。圆形脱发、寻常型白癜风等因免疫造成的疾病。

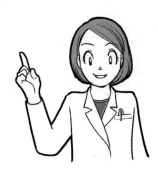

常住菌可以保持弱酸性的健康
皮肤状态

鉴别健康皮肤的方法之一就是测量皮肤表面的pH值。健康的角质组织表面为pH值4.5~6.0的弱酸性。表皮葡萄球菌等皮肤常住菌在皮肤表面稳定生长，防止病原菌的繁殖及外部的刺激。常住菌会将皮脂分解为甘油和脂肪酸，提高保湿能力，维持皮肤表面的弱酸性状态。

虽然大家普遍认为细菌是坏的、脏的东西，但还是存在很多对身体有益的细菌。常住菌即存在于我们身体内部的细菌（微生物）。这些细菌的数量非常多，肠道内约有100兆个，而皮肤上也栖息着1兆以上的细菌。不同部位的常住菌为我们的身体发挥着有益的作用。

但是，当皮肤出现"清洁不到位""长时间浸泡在水中""过度摩擦"三种情况时，皮肤的常住菌就会过度繁殖，引起皮肤问题。

常住菌可以保持皮肤的弱酸性状态

表皮葡萄球菌和不动杆菌等良性细菌将汗液和皮脂成分作为养料后，通过代谢行为使皮肤维持自然的弱酸性，并增加抵抗力。

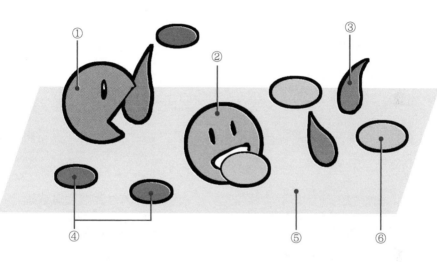

①表皮葡萄球菌　　④脂肪酸（保持弱酸性）

②不动杆菌　　　　⑤甘油（保持水分）

③汗液　　　　　　⑥皮脂

常住菌的平衡异常会引起皮肤问题

当皮肤的屏障功能发生损伤，皮肤呈碱性，或者因为压力机体抵抗力变弱时，良性细菌、恶性细菌、中性细菌的平衡就会发生异常，变为感染源，对身体产生不好的影响。不仅仅是恶性细菌，良性细菌也有可能成为感染源。最具代表性的就是，表皮葡萄球菌、不动杆菌、金黄色葡萄球菌等。

表皮葡萄球菌和不动杆菌是将汗液和皮脂作为食物且能够排除杂菌的良性细菌。虽然大家熟知不动杆菌是可引起粉刺的细菌，但是它通常会保护皮肤不受伤害。

另外，给皮肤造成恶劣影响的恶性细菌是金黄色葡萄球菌。当皮肤处于弱酸性的状态时，金黄色葡萄球菌往往处于安静的状态，但是当皮肤变为碱性时，它就会变得活跃起来，不断繁殖。抓挠、过度清洁等频繁损伤皮肤的行为都会使皮肤变为碱性，出现瘙痒、炎症及疼痛等症状。

皮肤患了较难治疗的特应性皮炎后，因为屏障功能受损，非常容易被细菌感染，从而导致金黄色葡萄球菌异常繁殖。

良性常住菌的作用

防止皮肤炎症

良性细菌通过使皮肤保持弱酸性来抑制喜欢碱性环境的恶性细菌繁殖，防止皮肤出现瘙痒及炎症的症状。

产生天然的保湿面霜，起到保湿的作用

皮肤将分泌的汗液和皮脂混合起来，被良性细菌分解为甘油和脂肪酸，形成天然的弱酸性保湿面霜"皮脂膜"。

调节新陈代谢，防止皮肤变得粗糙

良性细菌的繁殖可以提高皮肤的屏障功能，从而维持新陈代谢平衡，增强皮肤活性。

抑制活性酶，防止皮肤老化

紫外线可以促进导致皮肤老化的活性酶的生成，而良性细菌则可以通过吸收紫外线，抑制活性酶的数量，起到防止皮肤老化的作用。

所有的生命活动 24 小时都受自主神经控制

　　遭受压力，会诱发抓挠行为，释放引起瘙痒的物质，那么在这个过程中，我们身体内部发生了怎样的变化呢？

　　当出现压力时，自主神经中的交感神经就会优先发挥作用，出现血压上升、心跳变快、冒冷汗等症状。如果这种状态长时间持续，那么身体的生命活动就会陷入混乱。当因为压力出现湿疹和皮肤炎症时，在引起瘙痒的恶性循环的同时，身体和心理同样会陷入恶性循环。

　　自主神经和自我意识无关，24小时无休，自动控制所有的生命活动。例如，呼吸、心脏的跳动、血液循环、肠胃的消化和吸收、排便排尿、通过出汗来调节体温等。我们能在睡眠时自然地呼吸、血液流动，都是因为自主神经尤其是副交感神经在发挥作用。正因为如此，如果平衡遭到破坏，就会对身体产生非常严重的影响。

自主神经的作用

紧张时		放松时
扩张	呼吸道	收缩
急促	呼吸	平和
收缩	血管	扩张
上升	血压、血糖	下降
加快	心率	减慢
紧张	肌肉	松弛
抑制	消化	促进
紊乱	激素分泌	安稳
抑制	白细胞	活跃
促进	出汗	抑制
活跃	大脑	放松

交感神经 ↑   **副交感神经** ↑

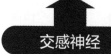

控制身心活动，
使其兴奋

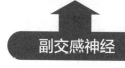

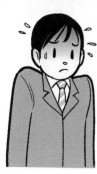

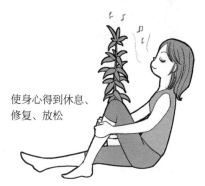

使身心得到休息、
修复、放松

自主神经容易受情绪和
压力的影响

自主神经包括交感神经和副交感神经，两者对身体的作用相互对立。

副交感神经可以让内脏器官更加积极地发挥自身的功能。而交感神经会抑制内脏发挥功能，且为了对外界发挥作用，可以提高身体的运动功能。在夜间、休息或放松的时候，副交感神经会优先发挥作用。而在白天、兴奋或紧张时，交感神经则会优先发挥作用。这两种神经通过维持一定的平衡，来保持我们的身心健康。

但是，自主神经容易受到压力的影响，因此在夜生活丰富、且压力巨大的现代社会中，交感神经常会优先发挥作用，任何人都会有平衡容易紊乱的情况发生。自主神经功能紊乱后，会出现慢性疲劳、眩晕、悸动、头痛、肩周炎、腰痛、耳鸣、口腔和喉咙不舒服、焦虑、不安、抑郁等症状。之后，皮肤最容易出现瘙痒的症状。

下面来检测一下你是否存在自主神经功能紊乱

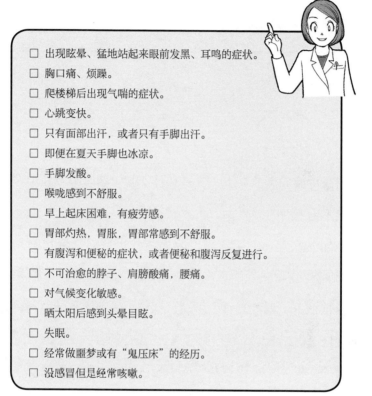

- ☐ 出现眩晕、猛地站起来眼前发黑、耳鸣的症状。
- ☐ 胸口痛、烦躁。
- ☐ 爬楼梯后出现气喘的症状。
- ☐ 心跳变快。
- ☐ 只有面部出汗，或者只有手脚出汗。
- ☐ 即便是夏天手脚也冰凉。
- ☐ 手脚发酸。
- ☐ 喉咙感到不舒服。
- ☐ 早上起床困难，有疲劳感。
- ☐ 胃部灼热，胃胀，胃部常感到不舒服。
- ☐ 有腹泻和便秘的症状，或者便秘和腹泻反复进行。
- ☐ 不可治愈的脖子、肩膀酸痛，腰痛。
- ☐ 对气候变化敏感。
- ☐ 晒太阳后感到头晕目眩。
- ☐ 失眠。
- ☐ 经常做噩梦或有"鬼压床"的经历。
- ☐ 没感冒但是经常咳嗽。

※符合的条件越多，自主神经功能紊乱的可能性越大

如果感受到自主神经功能
紊乱的话，要及早就医！

诱发抓挠行为，使皮肤疾病恶化的压力的真面目

引起皮肤问题的压力，究竟是什么呢？事实上，有很多人根本感觉不到压力的存在。

例如，在工作和生活中，因为某些烦恼而感到焦躁和愤怒时，反而会陷入悲观的思考方式和抑郁的情绪中，从而引起胃痛、食欲低下、暴饮暴食、腹泻、便秘、失眠等症状。这就是交感神经处于优先地位，给内脏造成负担的表现。

另外，机体处于极度紧张或承受巨大压力时，就会出现肌肉僵硬、末梢血管收缩、皮肤血流低下的状况，因此会引起皮肤瘙痒的症状。

因此，为了消除压力，总想做出抓挠的行为，所以一定要理解压力诱发皮肤瘙痒和抓挠行为的关系。

压力与抓挠行为的关系

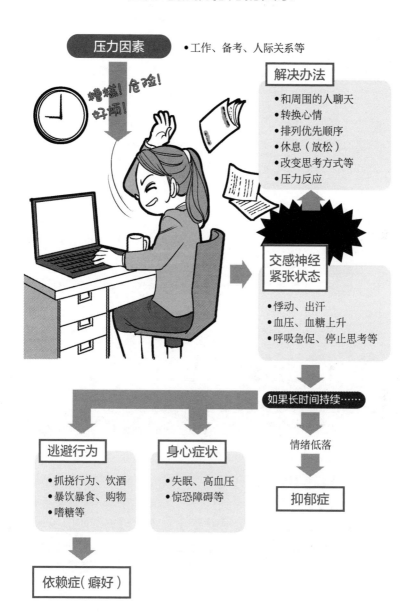

压力因素

•工作、备考、人际关系等

解决办法
•和周围的人聊天
•转换心情
•排列优先顺序
•休息（放松）
•改变思考方式等
•压力反应

交感神经紧张状态
•悸动、出汗
•血压、血糖上升
•呼吸急促、停止思考等

糟糕！危险！
好烦！

如果长时间持续……

情绪低落

逃避行为
•抓挠行为、饮酒
•暴饮暴食、购物
•嗜糖等

身心症状
•失眠、高血压
•惊恐障碍等

抑郁症

依赖症（癖好）

经常接触水的工作者所烦恼的手部皮肤问题

手部湿疹，是一种从事和水接触过多的人非常容易患的皮肤炎症。指尖从最初的瘙痒慢慢恶化为龟裂、皲裂等状况。皮肤出现较深的裂纹、发红、炎症、出血等症状，就会引起剧烈的疼痛。因为手长期浸泡在水中，再加上洗洁精、香皂的表面活性作用（水油混合共同发挥作用，可以使污染更容易去除）破坏皮肤的角质，使其变的干燥。随后，皮肤的屏障功能遭到破坏，遭到外部的刺激时，手部皮肤就会出现问题。

最基本的应对方法就是，认真擦拭手部的每一处，保湿，防冻，以及不给皮肤比抓挠更加严重的刺激。手不要直接接触清洗剂，记得佩戴橡胶手套。但是，因为橡胶手套不透气，有的人因此会出现一些其他的皮肤问题。这时，可以试着用棉织品的手套。而且，除了橡胶手套以外，还有其他材质的手套也能达到防水的效果。另外要避免用过凉或过热的水，33~35度的温水最佳。

保湿用品要两种类型共用。在从事与水相关的工作时，要使用能够避免水和洗涤剂浸透皮肤的保湿霜，而在工作时间以外，则要使用能够滋润皮肤的保湿霜。

当手部皮肤问题恶化时，一定要使用能够对抗炎症的药物。同时手部皮肤也会出现过敏的症状。因此，一定要去皮肤科就医，找出病因，然后接受适当的治疗。

第 3 章

皮肤疾患

伴随瘙痒症状的 12 种常见

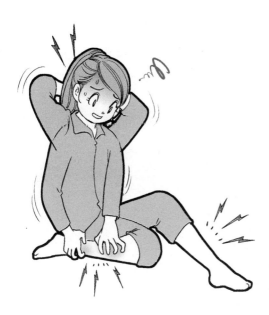

一定要警惕携带病毒、原虫等病原体的蚊虫

蚊虫叮咬是一种比较常见的皮肤疾病。引起这种疾病的蚊虫有蚊子、跳蚤、螨虫等吸血的蚊虫，蜘蛛和蜈蚣等叮咬类的蚊虫，蜜蜂等能刺痛皮肤的蚊虫，以及毛毛虫等长有毒性绒毛的蚊虫。被蚊虫叮咬后，皮肤出现的疹子、瘙痒、疼痛等炎症是每种蚊虫特有的毒性及唾液里有的成分注入我们皮肤后，出现的过敏反应。

需要注意，被含有病毒和原虫等病原体的蚊虫叮咬后的感染症，有些地方还有登革热、寨卡病毒病和疟疾。在日本广泛生存的蚊子也是这些感染症的传播媒介。因此需要把握当地的状况，做好预防这些疾病的准备。造成皮肤炎症的蚊虫存在于院子和公园等自然界中，因此要知道蚊虫的种类，然后冷静地应对处理皮肤感染的问题。

引起皮肤炎症的蚊虫（1）

吸血的蚊虫

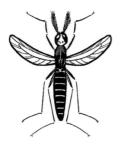

蚊子

体长在5毫米左右，只有雌性蚊子吸血，是为了产卵准备营养物质。被蚊子叮咬后，人体会感觉到剧烈的瘙痒。

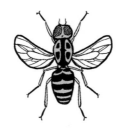

虻

体长一般在2~3厘米，不是用刺的方式攻击人体，而是用刀刃形状的嘴部利器将皮肤割裂，然后吸食流出的血液。皮肤被割开的瞬间会出现剧烈的疼痛、强烈的瘙痒、肿胀、微微发热等症状。

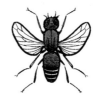

蚋

体长一般在2~4毫米，和苍蝇很像。将皮肤咬破，吸食流出的血液。轻微的疼痛后，强烈的瘙痒、肿胀会持续很长时间。

跳蚤

体长一般在2~3毫米，猫类等的寄生虫。被刺痛后的1~2天，会出现泛红、起疹、瘙痒等症状，以及黄豆大小的水疱。

扁虱

在野外爬山时，扁虱可能会钻入皮肤吸食血液。强行清理会残留口器在皮肤上，因此最好去皮肤科处理。

螨虫

螨虫常寄居在老鼠身上，但是会潜入床上用品，接触人体后吸血。由螨虫寄居引起的疥癣大多出现在养老院或一些看护设施内。

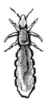

虱子

寄生在人体上，分为头虱和阴虱两种。时常会在儿童之间出现大范围传染，所以一定要仔细地检查头发。

被蜂刺伤后可能会出现过敏性休克甚至突然死亡

　　在所有蚊虫中，蜂类的毒素反应时间最快，需要尽早处理。蜂拥有保护蜂巢针对外敌的习性，攻击人类的蜂主要有黄蜂、大黄蜂和蜜蜂三种。蜜蜂通常不会主动攻击人类，但是到了秋天的繁殖期，只要出现在蜂巢旁边就可能会被攻击。被蜜蜂蜇伤后，如果对蜂毒不过敏，那么就只会出现轻微的疼痛、瘙痒、肿胀等症状，过几天会自动消除。但是，一旦对蜂毒过敏，就会出现全身长满荨麻疹或全身水肿，眼皮、唇部、舌头变肿，眼睛充血等症状，甚至出现过敏性休克。过敏性休克有血压降低、呼吸困难、意识模糊等症状，仅仅几分钟就可能会引起心跳停止。如果在距离医院较远的山间被蜇，等待救护车需要时间，出现生命危险的概率偏高。因此，进行野外活动时，需要做好完全的应对蚊虫的对策。

引起皮肤炎症的蚊虫（2）

叮咬类的蚊虫

能刺痛皮肤的蚊虫

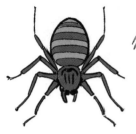

蜘蛛

叮咬皮肤时，会出现疼痛、发红、肿胀等症状。一般不会引起较为严重的疾病，因此只要做好杀虫的准备就好。

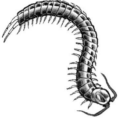

蜈蚣

被咬的瞬间会出现剧烈的疼痛和肿胀，之后慢慢变肿，严重的话，可能会引起过敏性休克。

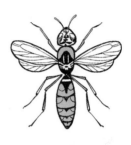

蜜蜂

第一次被蛰时，即便出现疼痛，几天后也会痊愈。2次以上则会引发过敏性休克，需要注意。

长有毒性绒毛的蚊虫

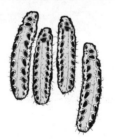

毛毛虫

长着有毒的绒毛，食用山茶科植物叶子的幼虫，接触的瞬间会出现剧烈的刺痛感，并且伴随起疹和瘙痒的症状。每年春天和秋天容易出现。

担心过敏性休克时

被蜂蛰伤后容易出现过敏性休克的人需要去专业的医院就诊，开具可以自己注射的肾上腺素处方药，随身携带。

**男女老少不知不觉
就得了脚癣**

　　所谓的白癣即为致病性白癣菌引起的皮肤感染。白癣菌非常喜欢人体角质层、毛发、指甲的主要成分角蛋白，会将角蛋白当作食物并且寄生在它们之上。白癣菌虽然也会在身体和手部繁殖，但是约90%的白癣菌在脚部繁殖。原因在于，脚部的角质层非常厚，且穿着鞋子会营造一个对于白癣菌来说非常容易生存的闷热、高温、潮湿的环境。白癣可分为脚癣和手癣等。脚癣还可分为三种类型，即趾间型、小水疱型及角质增殖型，脚癣的部位不同，症状也不同，如皮肤干燥、流脓、起水疱、龟裂等。必须在医院做真菌检查，才能确定病因。治疗时要将外用药适量涂抹于整个脚部，且一定要坚持用药3个月以上的时间。指甲和头部患白癣后，如果市面上的外用药不管用的话，请一定要到皮肤科就诊。

现在立刻检查一下你的脚！

癣的种类

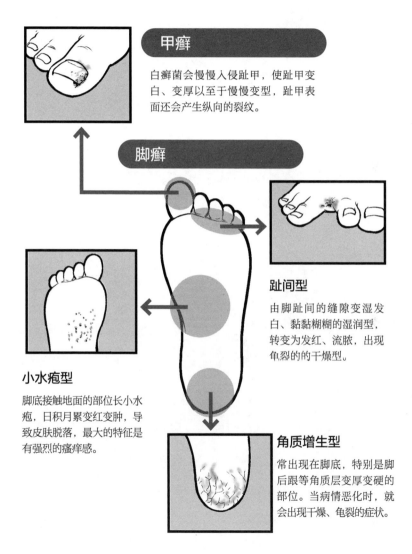

甲癣

白癣菌会慢慢入侵趾甲，使趾甲变白、变厚以至于慢慢变型，趾甲表面还会产生纵向的裂纹。

脚癣

趾间型

由脚趾间的缝隙变湿发白、黏黏糊糊的湿润型，转变为发红、流脓，出现龟裂的的干燥型。

小水疱型

脚底接触地面的部位长小水疱，日积月累变红变肿，导致皮肤脱落，最大的特征是有强烈的瘙痒感。

角质增生型

常出现在脚底，特别是脚后跟等角质层变厚变硬的部位。当病情恶化时，就会出现干燥、龟裂的症状。

容易感染但难以治愈的
新型白癣

　　脚部以外的部位也会感染白癣菌。根据感染部位不同，疾病的名称也不一样，例如头皮癣、体癣、手癣、腹股沟癣等。虽然感染部位不同，症状也不一样，但都会伴随强烈的瘙痒。腹股沟癣、体癣、手癣也有可能是其他皮肤疾病引起的，因此需要去医院做详细的真菌检查。

　　近年来，越来越多的人被自己的宠物猫、狗感染犬小孢子菌。另外，最近几年，引起头皮癣的主要真菌——断发癣菌（这是一种新型白癣菌）也传入了日本，且感染者不断增加。从事柔道或摔跤等格斗的选手可能会大面积感染断发癣菌。具体症状为，面部、脖子、上半身发红变干，头部出现头皮屑，流脓，疮痂等。和其他白癣菌相比，断发癣菌感染能力极强，需要内服药物进行治疗。一旦被感染，就很难治愈，而且会传染给家人。

白癣的种类

头皮癣

头皮一片一片剥落，出现大量头皮屑，如果任由其发展的话，就会出现脱发、毛囊炎，流脓也时有发生。

体癣

特征是轮廓边缘变红，并伴随强烈的瘙痒。可能会被猫和狗等宠物传染。

腹股沟癣

阴部和股间的白癣被称为腹股沟癣。通常会伴随强烈的瘙痒和色素沉着。男性患者较多。

手癣

虽然和脚癣症状相同，但是比脚癣发病的概率要低。

脚癣

身体出现的白癣，大多是由脚癣和甲癣传染的。所以当身体出现病症时，一定要检查一下自己的脚。

新型白癣
犬小孢子菌、断发癣菌感染

脖子、上半身变红变肿，头部出现大量头皮屑、流脓。治疗时，需要服用皮肤科医生开具的处方药。

长期皮肤干燥会诱发皮肤瘙痒和皮脂缺乏性湿疹

随着年龄的增加，皮肤的屏障功能降低，皮脂和水分分泌减少，保湿能力降低，皮肤就会变得干燥。皮肤干燥的状态被称为干燥肌。

约95%的老年人患有干燥肌，其中半数患者会出现瘙痒的症状。与其说是皮肤疾病，不如说老年人的干燥肌是一种生理现象。但是，如果放任干燥肌继续发展的话，只要稍微刺激，皮肤就会过敏，诱发皮肤瘙痒症、皮脂缺乏性湿疹、钱币状湿疹等。

皮肤瘙痒症指皮肤某处出现瘙痒症状的皮肤疾病。发病机制至今还未完全查明，内脏疾病和某些口服药也可能是诱发疾病的原因。

皮脂缺乏性湿疹常见于膝盖、脚踝、腕部等部位。患病后，患处会出现白色粉末状的皮屑、发红，起湿疹、龟裂，皮屑会像头皮屑一样从身体剥落，进一步恶化后，会引起钱币状湿疹。

从皮肤干燥到皮脂缺乏性湿疹

病例① **皮肤瘙痒症**

没有明显的症状，只是出现了瘙痒的感觉。挠过的部位出现炎症，再次出现湿疹。

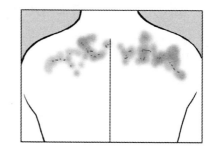

手能够到的背部被挠伤

病例② **皮脂缺乏性湿疹**

皮肤干燥，有白色粉末状的皮屑、裂纹，同时伴随瘙痒和疼痛的感觉。老年人特别容易得这种疾病。

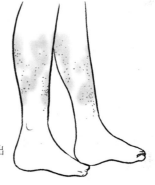

小腿皮肤十分干燥，出现白色粉末状的皮屑

病例③ **钱币状湿疹**

丘疹集中在皮肤某处，形成硬币大小的圆形或椭圆形较为瘙痒的湿疹。常出现在下肢，并且随着抓挠行为扩散到全身。

手腕出现硬币大小的湿疹，伴随强烈的瘙痒

身边所有的东西都有可能成为诱发皮炎的物质

所谓接触性皮炎，即为皮肤接触了某种物质后，接触的部位出现湿疹，即我们常说的接触性皮炎。我们身边的所有物质都有可能成为诱发接触性皮炎的原因。

接触性皮炎分为以下两种。

● 刺激性接触性皮炎：因为接触了某种具有刺激性的物质而出现的皮肤炎症。患部会出现发红、刺痛及瘙痒的症状。且大多数情况下，接触后立刻就会发病。当诱发疾病的物质具有很强的毒性时，还会出现像是烧伤那样的大水疱。

● 过敏性接触性皮炎：只会出现在对某种特定物质过敏的人身上，是迟发型过敏反应诱发的皮肤炎症。一般接触过敏原1~2天后，才会发病。出现强烈瘙痒的同时，发红、起疹、变肿的症状会达到高峰。

接触性皮炎的主要原因

身体周围

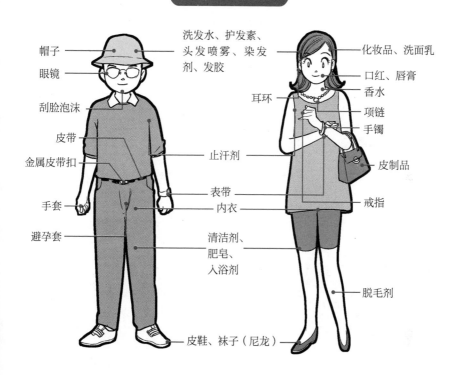

- 帽子
- 眼镜
- 刮脸泡沫
- 皮带
- 金属皮带扣
- 手套
- 避孕套
- 洗发水、护发素、头发喷雾、染发剂、发胶
- 止汗剂
- 表带
- 内衣
- 清洁剂、肥皂、入浴剂
- 皮鞋、袜子（尼龙）
- 化妆品、洗面乳
- 口红、唇膏
- 香水
- 耳环
- 项链
- 手镯
- 皮制品
- 戒指
- 脱毛剂

食物中，芒果、银杏果、芦荟、樱桃等植物内含有大量容易使人过敏的物质

需要避免接触引起过敏的物质，如果不知道过敏原的话，就无法做好预防工作，可能会导致病情恶化。

由膏药引起的接触性皮炎

虽然膏药对于肩周炎、腰痛、扭伤、瘀伤、肌肉疼痛等症状十分有效，但是膏药所含的成分也可能会刺激皮肤，出现瘙痒、红斑、接触性皮炎、药物性光过敏等症状。

在贴了含有抑制炎症和疼痛成分的膏药后，渐渐出现瘙痒的感觉，贴膏药的部位还会发红、起疹。因此一旦出现过敏的情况，就不要再次使用了。

使用了主要成分为酮洛芬的膏药后，可能会患上药物性光过敏症。贴了膏药后，一旦照射阳光，就会与紫外线反应，使用膏药的部位就会出现过敏的症状。因此，必须保证使用膏药的部位不接触紫外线。

另外，创可贴也容易使皮肤过敏，一定要引起注意。

确认膏药的使用方法

病例①　　膏药引起的接触性皮炎

除了主要成分的刺激和引起过敏外，长时间使用膏药也会导致皮肤不透气。一般来说，膏药发挥最佳效果的使用时间为4小时，不能长时间贴在皮肤上。

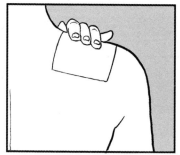

引起过敏的成分有很多

病例②　　药物性光过敏症

使用主要成分为酮洛芬的膏药，揭下膏药的皮肤接触到阳光后，不仅会变红、变肿，还会引起严重的皮肤炎症。

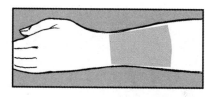

医疗机构开具的处方膏药所含成分较多

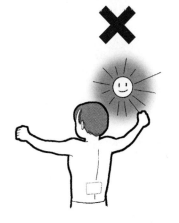

揭下膏药后，即便过了几周，只要照射阳光，就会出现病症。因此一定要谨记使用时需要注意的事项以及可能出现的不良反应。

酷暑及节约用电风潮引起的"成人型痱子"不断增加

痱子医学上称为汗疹，是湿疹和皮肤炎的一种。虽然是一种儿童常患的疾病，但是随着近年来酷暑天气的增加和节约用电的风潮，以及功能性内衣（发热材质）的影响，越来越多的大人也开始患上了汗疹。

长期大量出汗后，分泌汗液的汗腺出口就会被堵塞。而且汗液含有引起炎症的物质，因此会导致炎症的出现。大人和儿童汗腺的数量基本相同，但儿童身体体积较小，全身上下满布汗腺，因此才会容易起汗疹。汗疹容易发生在脖子、乳房下方、腋下、腹部、脚心、膝盖内侧、肘内侧等部位。总之，容易积聚汗液、受热受潮、皮肤容易摩擦的部位会经常长汗疹。

如果不及时治疗，汗疹容易恶化为皮肤炎症，变得难以治愈，因此一定要及时治疗，过上没有汗疹的生活。

汗液导致的皮肤疾病

病例①

红色汗疹

大量出汗后，皮肤上会出现大量小红疹，并伴随轻微的瘙痒。如果被细菌感染，则会恶化为脓疱性汗疹（参见第96页）。

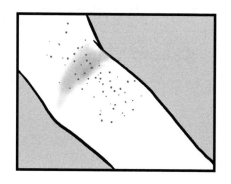

病例②

胆碱能性荨麻疹

因为运动、入浴、紧张等出汗后，身体出现有刺痛感、体积较小的红色丘疹，一般在30分钟到1小时后就会消失。

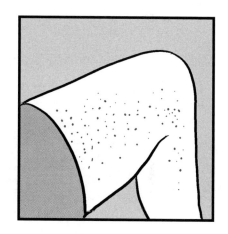

汗疹的预防方法

☐ 出汗后，立马擦拭，保持皮肤的清洁。

☐ 穿着通风性能、吸汗性能良好的内衣。

☐ 在室内使用空调，避免处于高温高湿的环境。

☐ 泡澡后，认真擦拭皮肤表面的水滴。

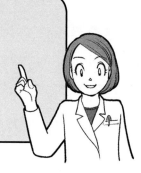

为了避免脓痂疹扩散到全身，一定要及早治疗

黄水疮医学上称为传染性脓痂疹，是一种由细菌感染引起的皮肤感染病。患者因为很痒会不断去挠，导致水疱和脓疱破裂，水疱中的细菌立即扩散到皮肤其他部位，很快就会催生新的水疱和脓疱，就好像火灾的扩散一样。传染性脓痂疹分为以下两种。

● 水疱性脓痂疹：鼻黏膜、蚊虫咬伤、擦伤等部位被金黄色葡萄球菌感染，这种细菌内含有的表皮脱落毒素会破坏皮肤，从而产生水疱和脓疱。每到夏季，多发于幼儿，接触会被感染。

● 痂皮性脓痂疹：感染A组β溶血性链球菌后出现的疾病，也会与金黄色葡萄球菌混合感染。感染后，会出现较为严重的炎症，皮肤变红变肿，长大量的脓疱，出现过敏的症状。多数还伴随着发热及咽喉炎，和年龄、季节无关，常突然发病。与特应性皮炎并发后，病情极易加重。

脓痂疹会扩散到全身

病例①

从鼻子扩散到全脸的水疱性脓痂疹。鼻黏膜容易繁殖细菌，因此喜欢挖鼻孔的儿童要引起注意。一般来说，需要在涂抹抗菌软膏的同时服用抗菌药物。为了防止感染部位扩大，在涂抹软膏时最好覆盖一层纱布。

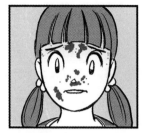

病例②

膝盖擦伤后，出现水疱性脓痂疹。贴上创可贴后，伤口不透气，促进细菌繁殖，揭下创口贴时，损伤、感染皮肤。

病例③

与特应性皮肤炎并发的痂皮性脓痂疹。破皮的手腕变红变肿，出现脓疱等过敏症状。

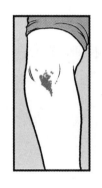

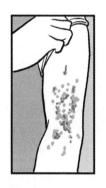

细菌容易在高温、高湿的环境中繁殖，因此夏天一定要多注意。
为了防止传染家人，洗澡时使用淋浴，毛巾、衣物不要共用。

自身感染性
皮炎

抓挠会让身体某一部位的湿疹扩散
到全身

当身体的某一部位出现严重的炎症（原发病灶）时，如果几天后，炎症从原发病灶扩散到全身，并出现小湿疹，就有可能患上了自身感染性皮炎。

自身感染性皮炎除了会出现影响睡眠的瘙痒外，有时还会伴随发热、疲惫、食欲不振等全身症状。湿疹一旦扩散就很难治愈，在完全治愈之前，会一直存在，因此一定不能疏忽这种皮肤疾病。

自身感染性皮炎最大的特征是，有最初感染的原发病灶。虽然接触性皮炎成为原发病灶的概率最高，但是当皮肤出现蚊虫咬伤或手部皮肤问题等轻微的病症时，抓挠或错误的应对方式会导致这些问题恶化，出现过敏反应。

只有适当地治疗原发病灶，自身感染性皮炎才会根治。而且，只有及早治疗原发病灶，才会预防自身感染性皮炎的出现。

自身感染性皮炎

被虫咬伤后发生自身感染性皮炎

被虫咬伤后，由于抓挠伤口导致出血，以及涂抹市面上的止痒药导致湿疹不断扩散。全身的皮肤都变得很痒，以至于影响睡眠。

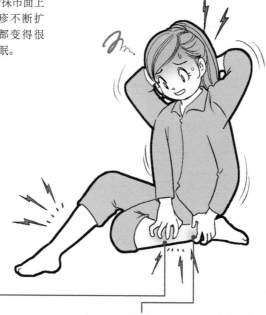

原发病灶

最初出现的虫咬伤、湿疹、皮肤炎症、烧伤等。由轻微的皮肤症状恶化引起的过敏反应。

扩散的湿疹

由原发病灶扩散到全身的湿疹或皮肤炎症。伴随夜晚无法睡眠的强烈瘙痒，而且抓挠行为还会导致病症进一步扩散。

自身感染性皮炎有些症状和被病毒感染的水痘及疥癣类似，不同之处在于，有无原发病灶。

瘙痒及出疹的症状在 24 小时内消失的一过性皮肤疾病

荨麻疹是一种一过性的皮肤疾病。患荨麻疹后，皮肤的某些部位会出现红色的疹子，或者清晰的凸起，且大部分会在24小时内消失。

荨麻疹非常特别，有1~2mm大小的疹子，也有覆盖全身的疹子，而且形状多样。诱发荨麻疹的原因很多，但是，到目前为止，90%的原因还不明确。只不过，感到疲劳或压力时，特别容易患荨麻疹。

和湿疹类似，荨麻疹的主要症状也是瘙痒，但是发病方式和治疗药物不尽相同。患湿疹后，病症会在持续的同时，不断恶化。因为表皮出现了炎症，所以需要使用类固醇外用药。但是荨麻疹不一样，虽然会在起疹和消失中不断循环往复，但是一般数十分钟就会消除。治疗时，一般服用抗组胺剂，但是如果病情比较严重，也可以服用类固醇类药物。

荨麻疹主要的种类

分类	种类	表现
原因未知	急性荨麻疹	症状反复出现，一般发病持续1个月以内。大多数情况下是因为被细菌、病毒感染
	慢性荨麻疹	病症反复出现，发病持续1个月以上。大多数情况下，原因未知
过敏反应	过敏性荨麻疹	对食物、药物、昆虫、植物等所含的特定物质的过敏反应。与过敏原结合的IgE抗体相关
非过敏	物理性荨麻疹	由摩擦、挤压、寒冷、温热、阳光（紫外线）、摆动等物理刺激引起的荨麻疹
	胆碱性荨麻疹	因为泡澡、运动、精神紧张等出汗后出现的荨麻疹。多发于小儿和青少年
	不耐受性荨麻疹	由阿司匹林等非甾体抗炎药、色素、食品添加剂、香料、食品中的水杨酸等物质引起的荨麻疹
	血管性水肿	嘴唇和眼皮等部位突然变肿，2~3天后消肿，伴随瘙痒的症状

病例①

腿上出现的荨麻疹

和被虫叮咬了一样，出现又红又肿的疹子。数十分种后就会消失。

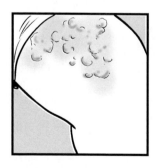

病例②

前臂出现的蚯蚓状的荨麻疹

被称为蚯蚓疹，疹子的形状像蚯蚓一样，抓挠之后，皮肤一般会出现红色的痕迹。

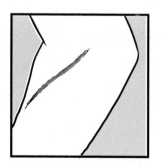

头皮屑虽然不是疾病，但是会成为脱发和秃顶的原因

头顶的皮肤发生新陈代谢后脱落的老旧角质就是头皮屑，它本身不是疾病。即便如此，头皮屑落在肩上，也会给别人造成不整洁的印象，成为一种烦恼。

头皮屑分为干性头皮屑和油性头皮屑两种，但是不论哪种类型，都是将皮脂当作食物的皮肤常见细菌异常繁殖的结果，出现头皮屑和瘙痒的症状。

当你的头皮屑异常多的时候，请一定要去皮肤科就诊。如果置之不理，很有可能会导致秃顶、脱发、脂溢性皮肤炎、白秃风等疾病，甚至还可能会诱发皮肤疾病。

头皮的问题与压力大、睡眠不足、吸烟、喝酒、抓挠行为、化妆品使用不当、错误的洗头方式、不良饮食习惯等生活习惯有很大的关系。即便使用了医院开具的处方药，不改变生活习惯，病情也很难好转。因此，在治疗的同时，一定要改善自己的生活习惯。

你的头皮屑是哪种?

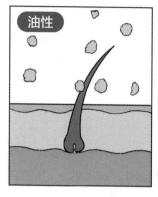
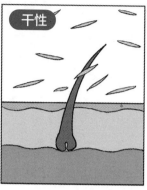

状态	油性头皮屑	干性头皮屑
头皮屑的状态	贴在油性头皮上，挠头皮时结块落下，进入指甲缝里	又白又小，比较干燥。挠头皮时，簌簌落下，飘落方式比较自然
头皮的状态	容易黏黏糊糊的	比较干燥
多发的季节	多发于夏季	多发于冬季

头皮屑的主要原因

☐ 头皮干燥　☐ 皮脂不平衡　☐ 新陈代谢紊乱

有可能会把脂溢性皮炎误认为头皮屑，男性激素会导致皮脂分泌旺盛，因此男性容易有头皮屑。

痤疮

过度护肤和压力大会让成年人长痘

　　痤疮是发生在面部、背部、胸部等部位的慢性皮肤炎症。人们容易把痤疮当作"青春的标志"而忽略它的存在，但是如果炎症比较严重，容易在皮肤上留下痘印，后果特别严重。随着性激素的相对增加，皮肤皮脂的分泌量也会迅速增加，随后，一种皮肤常见的细菌——痤疮杆菌，就会异常繁殖，在毛孔周围引起炎症。最近，即便过了青春期，痤疮也没有痊愈，甚至青春期之后，才开始长痤疮的患者慢慢增多。这种类型的痤疮称为成人型痤疮（青春期后痤疮），患病原理与青春期的痤疮相同，但是压力大、睡眠不足、不规律的生活习惯及错误的护肤方式对成人型痤疮影响极大。同时，当遭受过大的压力时，身体会出现一些类似于摸脸、托腮、擤鼻等嗜好性质的抓挠行为。容易受到摩擦和挤压的颧骨、额骨或唇周，都是容易长痘的部位。

　　纠正了护肤方式后，痤疮仍然不见好转的话，一定要改善自己的生活习惯或去看医生。

痤疮有四种类型

白头痤疮

毛孔关闭时，内部的白色皮脂

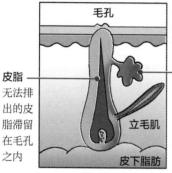

毛孔

皮脂腺
皮脂的分泌量增加

皮脂
无法排出的皮脂滞留在毛孔之内

立毛肌

皮下脂肪

黑头痤疮

皮脂向上活动，毛孔打开，污染物和色素沉积，颜色变黑

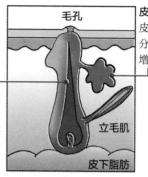

毛孔

皮脂腺
皮脂的分泌量增加

皮脂
皮脂突出到表皮外部

立毛肌

皮下脂肪

化脓痤疮

炎症恶化，出现化脓的症状

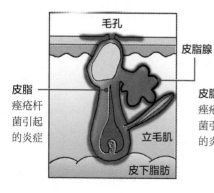

毛孔

皮脂腺

皮脂
痤疮杆菌引起的炎症

立毛肌

皮下脂肪

红肿痤疮

痤疮杆菌的繁殖导致周围组织及毛孔组织出现炎症

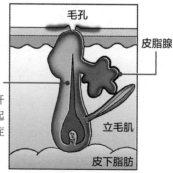

毛孔

皮脂腺

皮脂
痤疮杆菌引起的炎症

立毛肌

皮下脂肪

除了皮肤的屏障功能损伤外，与不规律的生活和压力也有关系

特应性皮炎又称异位性皮炎，名称来源于希腊语"atopos"，它的意思是没有特殊原因非常奇妙。

很多患者是先天携带特应性体质遗传基因，容易产生IgE抗体，因此会出现各种各样的过敏反应。主要特征是，伴随强烈的瘙痒感，且在症状加重和缓解之间不断循环。

过去，特应性皮炎大多出现在婴幼儿时期，在成长的同时会自然痊愈。但是在这其中，有10%~20%的人，即便到了成年后，还是会出现特应性皮炎的症状，当遭受备考和找工作的压力时，病情就会复发。

在这其中，也有的人到了50多岁，才突然发病。这种情况称为成人型特应性皮炎，且最近患病人数越来越多，有难治的倾向。

成人型特应性皮炎会因为各种各样的原因重合的影响，发病、恶化、复发与压力引起的抓挠行为有很大的关系。

特有的左右对称的疹子

出现在面部的左右对称的疹子

面部长疹子时，左右对称，且界限非常明确。前额正中央和鼻梁一般不会长疹子。

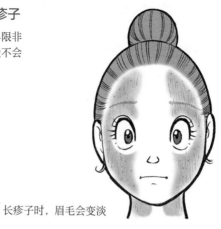

长疹子时，眉毛会变淡

后背的蝴蝶印记

在手可以到达的位置起疹子，且左右对称。手无法到达的部位以及皮肤的低洼、皱褶处不会长疹子。

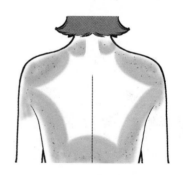

双手指甲发亮

两手并拢，翻转过来，像是摩擦皮肤一样摩擦指甲，而且慢慢习惯这种摩擦的方式，因此，除了拇指之外，其他指甲都变为粉色，透亮。

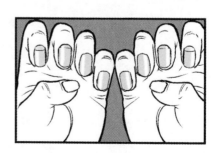

能够意识到抓挠行为，在抓挠之前
会改变自己的行为

患成人型特应性皮炎之后，患者在遭受压力时，会做出一些抓挠的行为，从而导致病症出现或者进一步恶化。

感觉到压力之后，总会挠一下什么地方。另外，很多患者在决定回家的时候，总是像完成每天的必修课一样，出现抓挠的行为。如果一直放任自己这种抓挠的习惯，就无法完全治愈皮肤问题。

当意识到自己在抓挠皮肤的时候，不如先试着双手合十，之后，慢慢地长吐一口气，在这个过程中不要闭眼，吐气后，闭上嘴巴，大脑中慢慢地数数，1、2、3……

不要刻意地呼吸，自然地用鼻子吸气，重复两次缓慢地呼吸，心情一般能放松下来，减少抓挠的行为。

另外，当你意识到自己在抓挠皮肤时，就立刻记录在笔记本上吧。这样可以意识到每天自己像是要完成任务一样而出现的抓挠行为，抓挠的行为有忘记坏心情、改变情绪等效果，所以很容易上瘾。

记录自己的抓挠行为
有利于停止抓挠的习惯

意识到自己在抓挠皮肤的时候，将当时的情况、时间、瘙痒的部位、状态等记录下来，同时，将睡觉时间、起床时间、吃饭等生活习惯也记录下来。

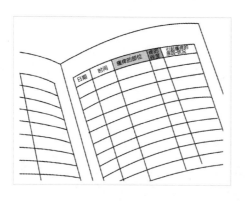

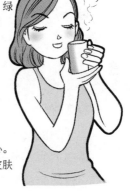

喝茶

通过喝咖啡、红茶、绿茶等饮品来转换心情

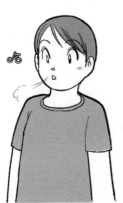

慢慢地吐气

通过慢慢地吐气来放松身心。另外，意识到自己在抓挠皮肤的时候，立刻双手合十

回家时提前一站下车，慢慢地走一站地的路程，回家之后泡澡，养成慢慢地、认真地涂药也不错。思考用其他行为来代替抓挠的习惯，并且进行实践。抓挠行为慢慢减少之后，皮肤的症状会得到肉眼可见的改善。

记录自己的抓挠行为，可以意识到自己的这种癖好

因为成人型特应性皮炎和痤疮等疾病，出现嗜好一样的抓挠行为时，可以通过将这些行为记录下来，来减少抓挠的行为，有效防止皮肤疾病的恶化。

事实上，很多患者在记录抓挠行为之后，都会强烈地意识到自己的这种抓挠行为，也能够渐渐地自我感受到，笔记本上记录的"明明不痒，却总是在挠痒"这样的行为。之后，有意识地停止自己的这种行为。

另外，通过记录自己的抓挠行为，也会了解到自己的抓挠的状况，从而更加容易控制自己这种想要挠痒的心情。但是，如果强硬地中断自己的这种抓挠行为，反而会遭受更大的压力，一定要多注意！

当出现"心情烦躁，想要挠痒"的状况时，大多数情况下是因为受到了某种压力。家庭问题，尤其是和父母之间的矛盾，和家人之间的争吵，或者是和上司意见不合，岗位调动，与朋友和邻居的纠纷等，人际关系问题产生的压力非常常见。另外，升学、就业、结婚、怀孕、分娩、升职等，周围的人觉得开心、美慕的事情，生活、环境的改变等也会成为压力，影响身体健康。

意识到自己正在遭受的每一种压力，有利于减轻抓挠的癖好，改善皮肤问题。

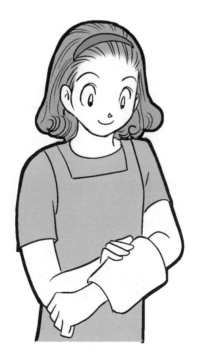

第4章

皮肤科的治疗和类固醇外用药的使用方法

出现瘙痒及出疹时，要去皮肤科就诊

一般来说，当身体出现瘙痒或长疹子等皮肤问题时，应该去皮肤科就诊。随着医学的分支越来越细，越来越多的医院会在皮肤科中设置特应性门诊、过敏门诊、脚癣门诊等专业的皮肤科室来为患者诊断和治疗。

在治疗皮肤疾病时，最重要的就是寻找病因，以及实施适合患者的治疗方法。患皮肤疾病后，如果患者自行根据自己的症状使用市面上销售的药物，则有可能起不到治疗的效果，甚至导致病情不断恶化，因此还是建议大家尽早去医院就诊。

另外，如果因为痘印、斑、皱纹、雀斑、松弛、痣等疾病以外的皮肤问题感到困扰，也可以去美容医院治疗。美容皮肤科的医生可以进行专业的激光和刷酸*等专业治疗。但是，在日本美容项目不在健康保险的范围内，因此在治疗前，一定要确认治疗的内容、不良反应、费用、治愈前需要进行几次治疗等问题。

* 刷酸：在皮肤表面涂抹酸性药物，以达到去除角质的治疗方法。

在皮肤科接受诊疗

皮肤以外的疾病也会引起皮肤的问题，因此，在皮肤科治疗的同时，需要接受其他科室的检查，如内科、妇科、心理科等。

当意识到自己出问题时，一定要及早去医院就诊，这是防止皮肤问题进一步恶化的诀窍！

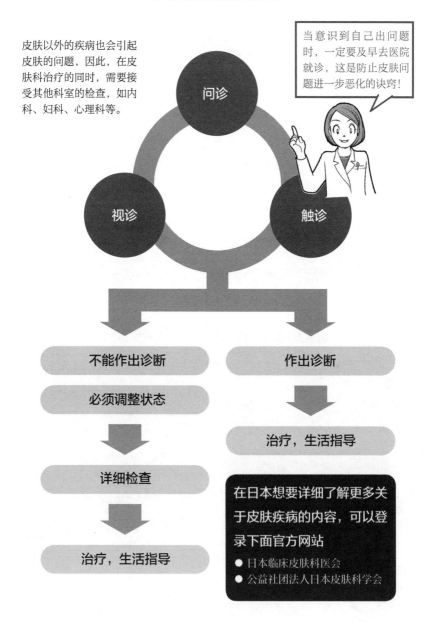

问诊

视诊　　触诊

不能作出诊断　　　作出诊断

必须调整状态

治疗，生活指导

详细检查

在日本想要详细了解更多关于皮肤疾病的内容，可以登录下面官方网站
● 日本临床皮肤科医会
● 公益社团法人日本皮肤科学会

治疗，生活指导

准确向医生传递皮肤症状何时、怎样出现

当皮肤出现问题去医院就诊时，一般来说，医生会通过问诊、视诊、触诊进行诊断。如果仅仅依靠这些诊断方式无法诊断病因，或者必须调整状态时，就需要进行其他检查。

当皮肤问题伴随瘙痒的症状时，问诊就显得相当重要。然而，准确地向医生传递瘙痒的程度是十分困难的，而且，如果对于荨麻疹患者来说，问诊时，症状可能会全部消失。这时，准确地向医生传递何时发病、病情以及这些症状经过多久消失等信息就尤为重要。为了不遗漏想要传递的信息，最好记在本子上。

如果患有内脏疾病，就需要通过血液检查，X线检查或超声检查，MRI（核磁共振）等图像检查来确认是否存在异常。

但是，如果所患的皮肤疾病肉眼可见的话，医生的工作就是听取患者的想法、实际检测皮肤、确认所患疾病。

皮肤科主要的检查

显微镜检查

检测有无引起白癣的白癣菌、白色念珠菌等真菌，有无细菌、病毒感染，有无寄生虫等。提取少许病变皮肤，在显微镜下确认。

皮肤镜检查

用皮肤镜将皮肤表面放大10~30倍，然后进行观察。通常用来鉴别是否患有恶性肿瘤。

皮肤活检

一种判断皮肤肿瘤为恶性或良性，诊断皮肤病的检查方法。局部麻醉后，取一小部分皮肤作为标本，在显微镜下详细观察皮肤组织的状态。

光线检查

如果疑似患有光过敏，可以在皮肤照射UVA和UVB等紫外线或者可视光线来检测其反应。

过敏检查

血液检查	采血后，检测血液中特定的IgE抗体。
过敏测试	一种探寻接触性皮炎、金属过敏、药物疹等迟发型过敏原因的检查。将疑似过敏原的物质直接贴在皮肤上，在2天、3天、7天后等时刻进行判定。
刮痕测试	寻找荨麻疹或过敏现象等速发型过敏原因的检查。针头刺破皮肤，滴入抗原液体，15分钟后进行观察。
口服负荷试验	口服食物及药剂等物品后，测试有无过敏的方法。虽然可以确认是否过敏，但是也许会出现过敏反应，可能会导致入院。

对特定过敏原的血液检查可以作为参考样本

提起过敏检查，很多人会觉得是血液检查。血液检查，可以检测血液中是否含有对特定食物和花粉等特定的过敏原出现过敏反应的IgE抗体，但是这种检测方式只能检测出速发型过敏症，无法检测出迟发型过敏症。另外，即便在血液检查中检测出对某种物质呈阳性的状态，有很多人也不会对这种物质过敏。反之，显示阴性的物质，也有可能会出现过敏反应。

食物的过敏检测非常困难，仅靠血液检查的结果就开始严格的食物控制，是非常危险的。血液检查结果为阳性，并不代表不能食用这种食物。

虽然血液检查对食物过敏原的检测非常有效，但是并不能依靠这种方法就确诊。也有一些医院的皮肤科并不主张进行血液检查。另外，拿到检查结果后，不要自己判断，一定要和主治医生商量。

过敏原

食物

蛋类

蛋白、蛋黄

肉类

猪肉、牛肉、鸡肉、羊肉

乳制品

牛奶、芝士、黄油、酸奶

鱼介类

青花鱼、金枪鱼、鲑鱼、鳕鱼、墨鱼、章鱼、虾、蟹、蛤、贝类、鳕鱼子、鱼子

豆类、种子类

大豆、花生、杏仁、胡桃、椰子、可可豆、芥末、胡麻

蔬菜类

西红柿、胡萝卜、菠菜、芹菜、茄子、南瓜、山药、笋、松茸

谷物类

小麦、大麦、黑麦、燕麦、玉米、米、荞麦

酒类

葡萄酒、啤酒（啤酒酵母）

水果类

橘子、草莓、猕猴桃、哈密瓜、牛油果、香蕉、芒果、桃子、西柚

植物

树木花粉

杉、柏、橡胶、松树、枫树、桑树、洋槐、橄榄

稻科植物花粉

芦苇、黄花茅、狗牙草、硬直黑麦草、小麦、狗尾巴草

野草花粉

豚草、艾草、法国菊、蒲公英、荨麻、麒麟草、藜属、长叶车前

动物

猫和狗的皮屑、马和牛的皮屑、鸽子的粪便、虎皮鹦鹉的粪便和羽毛、鸡的羽毛、土拨鼠、仓鼠、老鼠、兔子

昆虫

蜜蜂、马蜂、大黄蜂、蚊子、蛾、摇蚊（成虫）、蟑螂

真菌、细菌

白色念珠菌、金黄色葡萄球菌、毛癣菌属

霉　　**寄生虫**　　**室内灰尘**　　**药物**

控制皮肤问题的三大支柱

在皮肤科进行问诊、诊察、检查后，找到特定的病因，确定皮肤疾病的种类，最终确诊。随后，根据疾病的症状决定适合的治疗方针。但是，也会出现无法确认病因的情况，这时不仅无法预防疾病，还会导致病情恶化。因此，问诊非常重要。有时也会诊断出一些比较意外的病因。

皮肤问题治疗时，最基本要做到以下三点：①彻底根除引起瘙痒和炎症的原因；②正确用药；③改变自己的行为。这三点是皮肤疾病治疗的三大支柱。首先，要查明并且根除或避免引起瘙痒的原因。其次，使用类固醇外用药抑制皮肤瘙痒和炎症。再次，为了不陷入瘙痒的恶性循环，也可以服用抑制瘙痒的抗组胺药和抗过敏药。最后，必须停止自己抓挠的行为。

但是不要用过高的目标去逼迫自己，可以做一些自己喜欢的事情来转移注意力，使用抓挠以外的方式来缓解自己的压力。

皮肤问题治疗的三大支柱

消除引起瘙痒和炎症的原因

首先，查明引起瘙痒和炎症的原因。
确认原因之后，尽量避免。

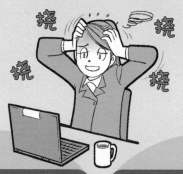

正确用药

使用针对症状的
外用药及口服药，来抑制瘙痒。
为了能够更好地发挥药效，一
定要正确使用药物。

改变自己的行为

为了不陷入瘙痒
的恶性循环，千万不要抓
挠。当出现想要抓挠的想
法时，先深呼吸，然后使
用抓挠以外的方法来缓解
自己的压力。

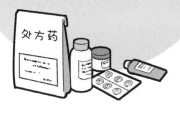

治疗的最终目的为，即便不
使用药物，也可以很好地控
制瘙痒。

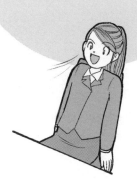

类固醇类药物可以有效抑制皮肤瘙痒和炎症

注射、静脉滴注、外用药、口服药、保湿剂等药物疗法都可以达到缓解皮肤瘙痒和炎症的作用。其中，外用药包括可以抑制皮肤炎症的类固醇外用药、他克莫司软膏、防止皮肤干燥的保湿剂等。如果瘙痒的症状比较严重的话，还可以同时服用抗组胺药和抗过敏药等。

患湿疹和皮肤炎等皮肤疾病后，使用类固醇外用药可以在短时间内改善炎症症状。如果使用1周以上还没有效果的话，就可以加大药量或增加涂抹的次数，再次确认自己的护肤方式是否出现问题的同时，一定要寻找其他的病因。

类固醇外用药的使用目的是，作用于局部，在短时间内达到较好的治疗效果。如果断断续续使用药效较低药物，可能会导致病情恶化，延长治疗时间，使疾病变为慢性疾病，留下黑色的痕迹。但是，类固醇外用药对于由真菌和病毒引起的皮肤感染症没有任何效果，因此需要对症下药。

药物的主要种类

抑制炎症的外用药

类固醇外用药

皮肤科治疗时主要使用的药物，有抑制炎症的效果，还可以缓解瘙痒的症状。

他克莫司软膏

他克莫司软膏的免疫作用可以抑制皮肤炎症和瘙痒。

抑制瘙痒的内服药

抗组胺药、抗过敏药

出现过敏症状时使用的药物，可以阻断组胺受体，抑制瘙痒。但是如果引起瘙痒的原因与组胺无关的话，就没有效果。

类固醇类药物

有抗炎作用，可以抑制瘙痒，但是有一定的不良反应，一定要多加注意。

抑制病原体繁殖的抗病原体药物

对于由真菌、细菌、病毒等病原体感染引起的皮肤感染症来说，每一种疾病都有适合的抗病原体药物，此类药物可以起到抑制病原体的繁殖，治疗感染的作用。
- 抗真菌药物……脚癣、癣、白色念珠菌病等
- 抗菌药物……痤疮、脓疱、黄水疮等
- 抗病毒药物……带状疱疹、口唇疱疹等

防止皮肤干燥的保湿剂

治疗皮肤的炎症后，如果感觉到皮肤变得干燥的话，就可以进行皮肤的保湿护理。
- 油脂性软膏……白色凡士林、矿脂
- 尿素面霜……尿素霜等
- 肝磷脂类类似物制剂……除瘢痕软膏等

对类固醇外用药的误解！只要正确使用就不恐怖

听到类固醇外用药后，很多人会产生"皮肤会变黑""不良反应很强"等不安，从而避免使用这种药物。

类固醇类药物从开发至今，已经过去了50多年，在世界各地的医疗机构中被广泛应用，因此医生早已非常熟悉此类药物的作用特点和不良反应。按照医生的指示用药，是比较安全的。

我们体内重要的内分泌器官肾上腺（位于左、右两肾的上方）原本每天都会分泌一定量的类固醇，即肾上腺激素，以此为基础，人工制成的药物就是类固醇类药物。类固醇与糖类代谢、脂肪代谢以及骨骼息息相关，特别是有明显的抑制炎症作用及免疫作用。但是一旦加强这种作用，就会产生不良反应，例如，类固醇的免疫作用可以起到良好的抑制过敏的效果，但是也会抑制正常的免疫反应，如果长期服用这种药物，机体免疫力就会降低。外用药中的类固醇含量较低，一般不会抑制全身免疫反应。

类固醇类药物的不良反应

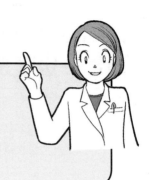

如果长期使用类固醇外用药
☐ 皮肤变薄（皮肤萎缩）
☐ 皮肤发红（毛细血管扩张）
☐ 毛发旺盛（多毛症）

　　皮肤变黑是因为炎症治愈后出现的色素沉积，不是副作用。类固醇类药物有抑制炎症的作用，因此，炎症治愈后，应该正确停药。根据自己的判断增减药量，突然停药，或者错误的用药方法都可能引起严重的不良反应。因此，在使用类固醇类药物时，一定要谨遵医嘱！

类固醇外用药见效较慢，用量一定要足

通常，使用类固醇外用药时，几天或者一周后才能达到药效，因此遵循正确的使用方法，才能出现有效的治疗效果。

类固醇外用药每日涂抹2~3次效果最佳。使用前，需要清洁患处。如果是晚上的话，泡澡后涂药，药膏可以更好地渗透进入皮肤，效果非常好。如果是烧伤的话，要等到患处降温后再涂药。

类固醇外用药每次的使用量控制在0.5克左右，相当于成年人2个手掌大小，均匀地涂抹于患处。可能有的人会问"0.5克是不是有点多了？"但是对于外用药来说，只有使用足够的药量才有效。如果药量过少的话，是没有效果的。剧烈的摩擦可能会刺激皮肤，导致炎症恶化，因此，涂药时一定要轻一点。约0.5克是类固醇外用药的用药量，至于其他外用药的用量，请询问你的主治医生。

类固醇外用药的种类和正确的使用方法

了解类固醇外用药的正确使用方法，在短时间内改善皮肤问题。

要点① 类固醇外用药有多种剂型

根据皮肤炎症的状态、部位、使用感等确定使用哪一种剂型。

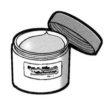 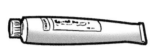 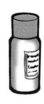

软膏	**润肤霜类**	**液体**
刺激较小且保护作用较强，因此不论什么皮肤问题都可以使用。	适用于干燥或者受伤的皮肤。	适用于有毛发的部位和大范围使用

要点② 类固醇外用药药效的强度有五个等级

抑制炎症的药物，药效的强度可分为五个等级。可以根据患者的症状、部位和年龄等因素确定使用哪一等级的药物。

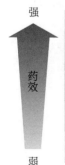 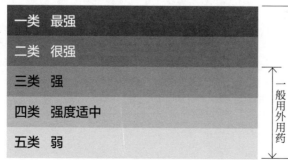

类固醇外用药（软膏、霜状药膏）的用量：长度约为从食指的指尖到第一关节处（约2厘米），从软管挤出约一个指节长度（finger tip unit，FTU）的药量。

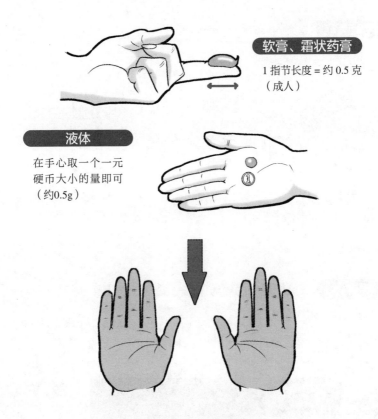

软膏、霜状药膏

1指节长度 = 约 0.5 克
（成人）

液体

在手心取一个一元
硬币大小的量即可
（约0.5g）

1 指节长度可以涂
满约 2 个手掌大小

要点④　**类固醇外用药的涂抹次数**

每日2~3次，取适量药膏涂抹于患处。如果使用1周以上的类固醇外用药后，仍然没有效果，请立刻联系主治医生。

要点⑤　**类固醇外用药的涂抹方式**

涂药前，清洁患处，然后用指腹取适量药物，轻轻涂在患处，如果患处比较湿润，可以将类固醇外用药均匀轻薄地涂抹在患处后，再将纱布覆盖在患处。

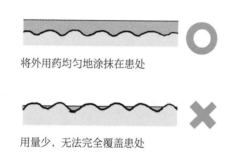

将外用药均匀地涂抹在患处

用量少，无法完全覆盖患处

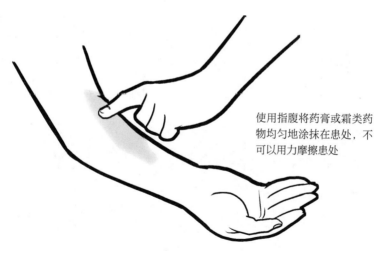

使用指腹将药膏或霜类药物均匀地涂抹在患处，不可以用力摩擦患处

治疗慢性皮肤病时还可以使用中药

各种各样的皮肤疾病在治疗时，如果现代医学治疗和外用药不起作用的话，还可以使用中药。

西药和中药最大的不同在于，西药是化学合成的药物，会对病症直接产生作用。而中药是用天然的草药和物质组合构成的处方，必须对面色、指甲、舌头等仔细诊察后，根据体质、体力、身心状态等因素，进行综合诊断后，才能开具药物处方。因此，即便患同一种皮肤病，如果两名患者体质不同，那么开具的处方也不同。

现在，购买医疗用中药制剂时，可以使用医疗保险，非常方便。但是，中药没有不良反应且效果比较稳定这种想法是错误的，因此，一定要去信得过的中医院就诊，然后在医生的建议下服药。

对皮肤疾病有效的中药

特应性皮炎	白虎加人参汤	用于治疗湿疹和皮肤炎症引起的瘙痒，以及糖尿病初期出现的喉咙干渴。可以去除全身的火气、发热、多尿、口渴，以及皮肤干燥时可以服用
	消风散	患处灼热、流水、发红、剧烈瘙痒、起疹子，以及脚癣时使用的处方，起到降温的作用
	黄连解毒汤	有消炎和解热的作用，出现发热的症状时即可使用。心情烦躁，胃部和胸口不舒服时也可以服用
	温清饮	皮肤出现剧烈的瘙痒、干燥肌、皮肤出现褐色、皮肤状态不好时使用，对上半身火气较大，以及血流不畅造成的脚冰冷十分有效
	柴胡清肝汤	对于改善过敏体质十分有效。另外，出现易怒、情绪不稳定、失眠等症状时也可以使用
痤疮	清上防风汤	对于炎症较为严重导致面部发红的痤疮，以及便秘导致的痤疮十分有效
	荆芥连翘汤	适用于化脓的痤疮，以及皮肤浅黑、肌肉发达导致的手脚多汗
	十味败毒汤	适用于出现发红且痤疮较为严重的情况，面部以外部位长痤疮的情况也适用，治疗伴随剧烈瘙痒的急性湿疹、荨麻疹时，使用较多
	核桃承气汤	有效缓解面部发红、足部冰冷，以及出现肩膀酸痛、月经时心情烦躁、便秘等情况时也可以服用
皮肤干燥	当归饮子	出现剧烈的瘙痒、皮肤干燥时使用，是治疗老年人瘙痒的代表性药物
	四物汤	使干燥的皮肤变得湿润，因此多用于因为皮肤干燥而出现的湿疹、皮肤炎症。特别是因为贫血而手脚冰凉的患者较多服用

购买中药前，一定要咨询主治医生、中药店的药剂师。

因为压力出现抓挠的癖好时需要
关注心理健康

如果皮肤的症状疑似受到压力的影响，就会养成抓挠的癖好，这个可以通过对皮肤的观察进行诊断。抓挠癖好的治疗分为三步：①确认抓挠的癖好是否导致皮肤疾病发生及恶化；②意识到自己的抓挠行为；③停止抓挠的行为。虽然有的人在意识到抓挠的行为时，就能停下来，但是改变面对压力的方式才能长久地停止抓挠的行为。很多人在心情烦躁的时候，会不自觉地挠头，但是经常抓挠皮肤的话，就会伤害皮肤。意识到抓挠的行为时，首先要并拢双手，停止抓挠的行为。然后，慢慢地长吐一口气。放慢呼吸可以放松身心，一起直面心理的问题吧！首先，你有关于衣食住行及生死的烦恼吗？即便眼下没有什么问题，内心是否还是十分痛苦呢？

是不是经常因为想要做好所有事情，绝对不能输，绝对不能丢脸，绝对不能辜负大家的期待，绝对不能被任何人指责这样

诊断抓挠癖好的依据

□ 面部左右对称长疹子。

□ 手够得到的部位容易长疹子。

□ 指甲的轮廓以及指关节背面色素沉积且肥大（拇指除外）。

□ 拇指以外的指甲闪闪发光。

将拇指以外的其他手指翻转过来，像是摩擦一样不断抓挠，因此指甲被磨得闪闪发光

的要求逼迫自己。或者不说泄气的话，不给别人添麻烦，什么事情都自己承担，最后没有退路了呢？我们一起摆脱"绝对怎样怎样"对自己的束缚吧，仅仅改变自己和他人竞争的价值观以及所有事情都要完美无缺的思考方式，就会减轻我们的压力。总之，只做必要的事情！整理事情的先后，养成不要着急、先从自己能做到的事情开始的习惯，慢慢地解决问题。

降温能够缓解瘙痒，剪短指甲可以防止抓伤皮肤

在这里，为大家介绍一些自己能够办到的应急处理皮肤瘙痒和防止抓伤皮肤的对策。

当某个部位出现瘙痒的感觉时，不要挠，而是给它降温。皮肤温度降低后，就会感觉不到瘙痒。用毛巾冰敷或把患处浸泡在冷水中，达到降温的效果。另外，还可以将冰块放入有水的塑料袋中，做成冰袋，放于患处。但是，绝对不能让患处直接接触冰水以及制冷剂。而且过度降温可能会冻伤皮肤。另外，将空调设为低温，也可以起到抑制瘙痒的作用。

很多人白天的时候因为十分繁忙可以停止抓挠的行为，但是到了晚上就会无限制地开始抓挠的行为。为了减少睡觉时无意识地抓挠行为给皮肤造成的伤害，可以尝试将指甲剪短、戴手套、在患处贴上纱布等方法（参见第133页）。

防止抓伤皮肤的方法

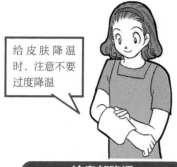

给皮肤降温时，注意不要过度降温

给患部降温

被蚊虫叮咬之后，出现无法忍受的瘙痒时，可以给患处降温来缓解瘙痒的感觉，用冰水浸湿毛巾后拧干，或者用干毛巾包裹制冷剂，敷于患处。

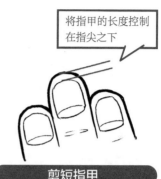

将指甲的长度控制在指尖之下

剪短指甲

抓挠皮肤时，指甲过长会抓伤皮肤，因此，可以将指甲剪短，并且磨平它。

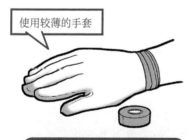

使用较薄的手套

戴手套

睡觉时戴手套可以减轻抓伤。为了防止手套脱落，可以在手腕贴一圈胶带，市面上也有防止脱落的"防抓挠手套"。

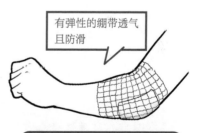

有弹性的绷带透气且防滑

在患部缠上绷带

涂了外用药后，在患处缠上纱布，并且用弹性绷带固定。

将蚊虫叮咬过的患处抓伤，演变为自我感染性皮炎

S女士的手腕被蚊虫叮咬后，迟迟没有痊愈，在不断抓挠的过程中，患处被抓伤、出血，然后患者在患处涂抹了自行购买的止痒药。随后，伤口出现剧烈的刺痛般的瘙痒，发红的面积进一步扩大。伤口变得又疼又痒，甚至到了夜不能寐的地步。而后，持续抓挠导致伤口发热、变肿。为了抑制瘙痒和发热的症状，患者在患处使用了降温剂，但是病情却完全没有好转。持续了3天后，患者全身都长了小的湿疹，全身刺痒难耐。

在抓破的伤口恶化1周后，S女士到皮肤科就诊。结果被诊断为自我感染性皮炎（参照第98页）。就拿S女士的情况来说，被蚊虫叮咬的部位化脓，出现严重的炎症，随后不断抓挠及过度降温导致周围的皮肤变得又肿又硬，使皮肤呈现紫色的状态。

自我感染性皮炎是皮肤科常见的疾病，其他几种皮炎也会出现与自我感染性皮炎相似的症状，因此经常会将自我感染性皮炎误诊为其他皮炎。

医生要作出正确的诊断问诊非常重要，患者自己将发病及症状等详细信息准确地传达给医生也十分重要。

诊断自我感染性皮炎时，需要判断是否有最初抓挠破坏的伤口（原发病灶），以及弄清楚小的湿疹是怎样扩散的。

第5章

走出三个误区，正确护肤

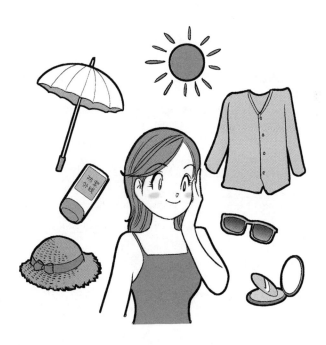

避免增强瘙痒的行为！走出三个误区

　　皮肤护理的定义是，在不破坏皮肤结构和功能的前提下，保护皮肤的行为。角质层的屏障功能可以为皮肤起到保湿的作用，保持皮肤的健康。但是，一旦陷入以下三个误区，角质层的屏障功能就会被破坏：①过度污染；②过度湿润；③过度清洁。只有注意到以上三点，皮肤的问题才会迎刃而解。

　　第一点需要注意的是，过度污染。皮肤的角质、汗液、皮脂、常见细菌、尿液、粪便等内在污染，以及灰尘、化妆品、清洗剂、食物等外在污染大量残留的话，就会引起皮肤问题。

　　第二点需要注意的是，过度湿润。面部清洁后没有擦干残留的水分，出汗，淋雨，或者从事长时间与水接触的工作，会破坏角质层，导致皮肤干燥或容易患炎症、脚癣等感染性疾病。

　　第三点需要注意的是，过度清洁。搓澡巾和干燥的毛巾对皮肤的摩擦是损伤皮肤最主要的原因。另外，内衣、外衣、皮带、袜子的松紧带及饰品等对皮肤的束缚和摩擦也会损伤皮肤，导致皮肤出现问题。

下面来检测一下你是否存在
皮肤护理的三个误区

① 过度污染

皮肤残留过多污染，导致皮肤长痘、变粗糙、起湿疹等。要适当地清洁皮肤，维持皮肤的干净！

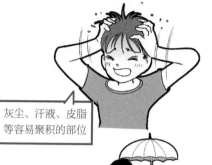

灰尘、汗液、皮脂等容易聚积的部位

② 过度湿润

不擦汗容易起汗疹，泡澡后要迅速将头发、身体、脚上的水擦干，穿吸汗能力强的内衣。

被雨水浸湿的鞋子透气性降低，非常容易引起脚癣

③ 过度清洁

颈部及后背因为发梢刺激变得特别痒，穿高领羊毛衫后脖子变痒，感觉衣服的标签摩擦皮肤，颈部的皮肤较薄，非常容易受刺激，进而引起炎症。

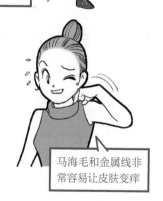

马海毛和金属线非常容易让皮肤变痒

皮肤护理的基本流程为，清洁皮肤、保湿、护理。坚持做皮肤护理，皮肤就会变好，那么，实践一下介绍过的安全护肤方式吧！

皮肤在释放信号！要注意这三种过度护肤

皮肤最适合的湿度是60%~75%，因此湿度降至60%以下时，皮肤水分蒸发，变得干燥。

每年12月至次年4月，湿度会降到60%以下，皮肤会变得非常干燥。

每天抱着对皮肤好的目的做的日常护肤，会让皮肤变得非常疲劳，破坏皮肤屏障。护肤存在以下三个误区：过度清洁、过度擦拭、过度保湿。例如，使用肥皂清洁身体时，皮肤就会偏碱性。这时，如果用毛巾过度搓洗皮肤，不仅会去除污渍，就连角质细胞及细胞间的脂肪也会脱落，慢慢地破坏皮肤的屏障功能。

下面检测一下你是否过度护肤了呢

1 过度清洁

每天洗很多次脸，并且清洁力度较大，导致皮肤所含的天然保湿因子脱落，破坏角质层。

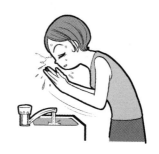

2 过度擦拭

做按摩，用浸湿化妆水的化妆棉擦拭面部皮肤，敲击皮肤，增加皮肤的负担，导致皮肤出现雀斑等色素沉着或小细纹。

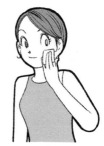

3 过度保湿

给予角质层过多的水分，角质层吸水膨胀，反而会变得更加干燥。另外，如果补充的油脂过多，会导致皮肤常见细菌异常繁殖，引起炎症、痤疮等。

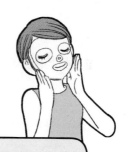

> ### 出现下面这些症状表明你的皮肤被过度护理了
> ☐ 干燥，有皮屑，面部皮肤发干。
> ☐ 毛孔粗大，面部出油。
> ☐ 出现炎症，面部发红。
> ☐ 面部出现小的斑点和细纹。
> ☐ 用化妆品后，皮肤有刺痛感。

不要过度去除皮脂和角质！休息日就不要护肤了

在所有的皮肤护理步骤中，给皮肤造成负担最大的就是洁面。但是，不论怎样，也要留存一些皮脂和角质，用更加温和的方式清洁皮肤，不要给皮肤造成负担。如果过度去除皮肤所含的皮脂和角质，那么就会对皮肤造成伤害。

但是，洁面还是非常必要的。洁面可以清洁因为整日带妆出油产生的污染，化妆品中的油分会随着时间不断氧化，损伤皮肤。卸妆时，要分别使用能够卸掉油分的卸妆膏和去掉皮肤皮脂等的洁面乳。对于皮肤来说，什么都不做才是最佳的护肤方式，不论医疗用品及基础的化妆品发展到什么程度，都不如皮肤本身带有的皮脂膜、天然保湿因子、角质细胞间脂质这三种天然保湿因素有效。

对于皮肤状态不好，但是必须要化妆的人来说，尽量在周末或休息的时候不要化妆和护肤。

洁面的方法

1 **多打点泡沫**

洁面时，使用32度左右的温水，慢慢浸湿面部，取适量洁面乳，加入少量温水，揉搓出细腻且弹性较强的泡沫。

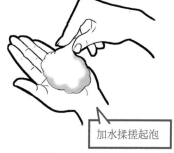

加水揉搓起泡

2 **将泡沫轻轻涂在脸上**

将泡沫涂抹在皮脂分泌较多的部位，如额头、鼻子、口唇周围的"T区"，下巴到脸颊之间的"U区"，以指腹画圈的方式轻轻按摩，去除面部污垢。一定不要用力摩擦眼部周围的皮肤。

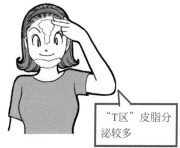

"T区"皮脂分泌较多

3 **快速冲洗面部后，用毛巾轻轻擦拭面部肌肤**

用温水冲洗面部10 15次，不要忘记清洗发际线和面部的轮廓处。洁面后，用毛巾轻轻擦拭面部，吸收残留的水分。

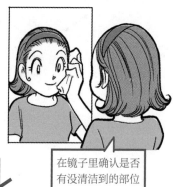

在镜子里确认是否有没清洁到的部位

早上洁面的时候，不需要使用洁面乳。
将皮肤的保湿成分尽可能保留下来，
作为当天皮肤的屏障。

用 38~40 度的温水泡澡可以放松身心，但是泡澡时间不宜过长

你泡澡的时候，会不会觉得面部发胀？很多人认为，泡澡可以给皮肤补充水分，但是那也只是开始泡澡的几分钟内。当泡澡时间超过15分钟时，皮肤会变得比泡澡之前还要干燥。而且如果你皮肤的屏障功能较弱，泡澡反而会刺激皮肤。因此，泡澡时，不仅要"不过度清洁""不过度摩擦皮肤"，还要注意水的温度和泡澡的时间。

如果长时间浸泡在42度以上的热水中，角质层吸水发胀，角质间的缝隙增大，因此皮脂及角质间的保湿成分过量流失，皮肤陷入干燥的状态。

为了防止泡澡后皮肤变得干燥，可以将水温控制在38~40度，泡几分钟后，如果感觉到皮肤稍微变得湿润一点，就停止泡澡，并将皮肤上残留的水分擦干。不要忘记擦腋下、侧胸、脚后跟及指间等容易被忽略的部位。

皮肤干燥的人在泡澡后，记得用润肤乳。特别是50岁以上的人，下半身皮脂的分泌量会减少。

泡澡的方法

预防皮肤干燥的秘诀

☐ 将水温控制在38~40度，且不能长时间泡澡。

☐ 出浴后将皮肤残留的水分擦拭干净，且立刻将
　头发吹干。

☐ 在出浴后15分钟内做好皮肤的保湿护理。

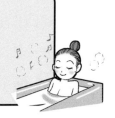

将身体浸泡在温水中，轻轻揉搓皮肤就能去除大半污垢，而且泡澡可以缓解一天
的疲劳，放松身心。

泡澡后皮肤变得干燥

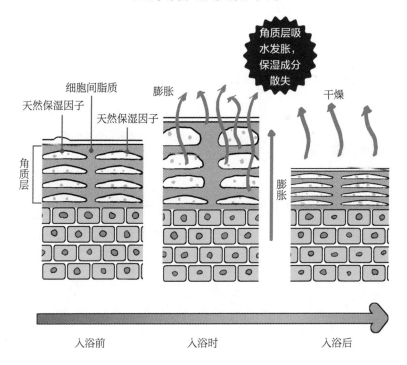

入浴 头发的清洗方法

预先冲洗就可以去除大半污垢

1 梳头和预先冲洗

轻轻地将头发梳顺，然后去除污垢。接着浸湿头发和头皮，开始预先冲洗，这样可以去除大多数污垢，也便于洗发水起泡沫。

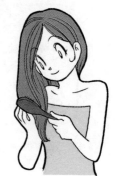

2 揉搓出大量泡沫，清洗头皮和头发

取适量洗发水于掌心，揉搓出大量泡沫后，将其涂抹于头发上，用指腹代替指甲，轻轻地按摩头皮，不要伤害头皮，也不要用力揉搓头发。

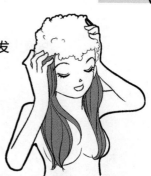

3 将头发冲洗干净

耳后非常容易残留泡沫，一定要冲洗干净。冲洗干净后，用干毛巾轻轻擦拭头发，吸收水分，随后立即吹干。

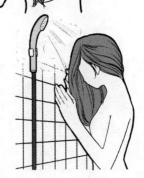

使用护发素时，取适量护发素放于掌心，推开，然后涂抹在头发上，尽量避开头皮。使用吹风机时，最好离头发12厘米以上。

入浴 身体的清洗方法

不要用力揉搓皮肤，减小力度

1 揉搓出大量泡沫后再清洁身体

将肥皂打出大量泡沫后，涂抹在身体上。不要太用力，轻轻搓洗。

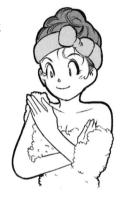

2 用毛巾清洁背部

对于手无法够到的背部来说，可以用天然材质的软毛薄毛巾来擦洗。

推荐容易起泡、质地柔软的棉或丝的毛巾

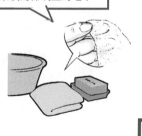

用尼龙毛巾用力搓洗会损害皮肤，导致皮肤出现色素沉着、发黑！

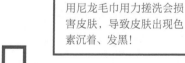

用温水冲澡就能去除汗液和灰尘。只有头部、腋下、股间等毛发旺盛的部位，面部、胸前、后背等油脂分泌过多的部位，以及容易脏的手和脚需要每天用肥皂清洁。其他部位每 2~3 天用一次肥皂即可。

入浴 脚的清洗方法

为了防止脚癣和臭味，需要每天清洗

1 **用肥皂清洗趾间**

将肥皂揉搓出大量泡沫后，用手搓洗脚
的侧面和背面，并且每一根脚趾及趾间
都要清洗，但是不能用力揉搓趾间。

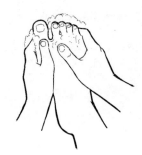

2 **每天泡脚**

脚部容易繁殖细菌，不泡澡的时候记得
每天泡脚。这样可以促进血液循环，改
善脚部冰冷，泡脚之后，要擦干水分。

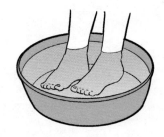

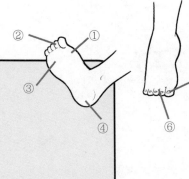

检查一下脚的状态

☐ 有没有鞋子的磨痕（①）

☐ 有没有划伤（②）

☐ 有没有老茧和鸡眼（③）

☐ 脚后跟是否出现龟裂（④）

☐ 趾甲是否变形和变色（⑤）

☐ 趾间是否泛红发胀（⑥）

入浴 脚后跟的护理

护理的关键在于去角质

1 泡澡时不要去角质

泡澡时，角质吸水发胀，容易去除过多，因此在泡澡前，脚处于干燥的状态下，适当地去除角质即可。

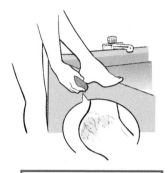

2 用磨脚石和锉刀去除角质时，下手要轻

磨脚石和金属锉刀对皮肤的刺激较大，用力过度会损伤皮肤。所以用的时候不要用力。

比较光滑的玻璃锉刀，有利于保护皮肤

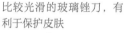

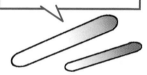

3 使用浸泡式去角质产品时一定要注意

虽然渗透式角质护理产品非常受欢迎，但是如果角质有其他问题的话，容易引起炎症，甚至诱发其他皮肤疾病。

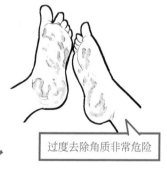

过度去除角质非常危险

很多人在泡澡时通过撕脚掌的皮来除角质，而且习惯了这种去角质的方法。大家一定不要过度去角质！

皮肤科医生开具的保湿药可以每天使用达到护肤的目的

在皮肤科就诊时，皮肤炎症治愈后或者皮肤比较干燥的话，医生就会开具一些保湿药。这些保湿药可以每天使用达到护肤的效果。其中，最具代表性的药物有以下三种。

● 油脂性软膏：白色凡士林、矿脂等。不含水分，用油脂包裹角质层，达到保护角质、补水的作用。

● 含有尿素的外用药：尿素可以为角质层补充水分，另外还有溶解角质的作用。手部皮肤粗糙、发炎时，将尿素涂于患处会有刺痛感，一定要注意！市面上有含尿素10%~20%的面霜。

● 含有肝素类似物的外用药：治疗干燥肌、冻伤、血液循环不通畅的处方药。刺激低，保湿能力强，全身都可使用。此类药物是现在使用最多的保湿药物。

使用市面上常见的基础化妆品

选择值得信赖的香料和色素含量较少、比较温和的化妆品

1 和汗液接近的化妆水

化妆水的作用在于补充皮肤的水分，化妆水浸润角质层有利于后续护肤品发挥作用，且保湿效果很好。

> 不论是化妆水还是乳液，取适量放于掌心，涂抹至全脸，用手掌轻轻按压10秒左右，手掌的温度可以增强化妆水和乳液的渗透力

2 处于汗液和皮脂之间的乳液

乳液含有适量的油脂，防止皮肤的水分散失。另外，也有含玻尿酸和神经酰胺等保湿成分的美容液。

3 与皮脂较为接近的乳霜

乳霜比乳液所含的油脂多，光滑地覆盖在皮肤上，可以起到长时间保湿的作用。

> 泡澡后在粗糙的手部、肘、膝盖、脚后跟等部位涂抹含有尿素的乳液，可以起到很好的保湿作用。用手掌将乳液推开，促进吸收

保湿护理没有什么规则。只是不要过度保湿，根据当天皮肤的状态，使用适合的保湿产品即可。

防止贴身衣物摩擦皮肤！选择温和的天然材质的衣服

贴身衣物摩擦皮肤会引起或恶化瘙痒的症状。事实上，仅仅穿着内衣和衣物就已经给皮肤造成了负担，站、坐、行走时，衣料就会摩擦、损伤皮肤。

为了减轻内衣和衣物对皮肤的刺激，一定要慎重选择衣物的材质。尽量选择纤维及毛线制品等对皮肤刺激较小的衣物。购买时，一定要用手背多次摩擦布料，确认手感。

化学纤维的特点是吸水性弱且容易干，因此容易导致皮肤干燥。另外，还特别容易起静电，会让皮肤有瘙痒的感觉，越干燥，越容易起静电。

有发热效果的打底裤更容易让皮肤出现瘙痒和汗疹。另外，衣物的接缝和标签接触到皮肤，也会诱发瘙痒的感觉。建议选择对皮肤刺激较少的棉类和丝绸类等自然材质的贴身衣物。

怎样选择不令皮肤瘙痒的内衣

1 吊带衫、无痕内衣

选择皮肤触感好，吸水和透气性强的棉类及丝绸等天然材质的内衣。出汗后，勤换内衣。

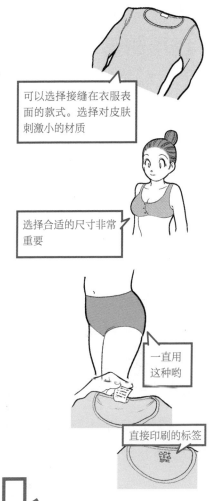

可以选择接缝在衣服表面的款式。选择对皮肤刺激小的材质

2 质地光滑的胸罩

肩带的松紧带、下围的钢圈、后背的金属扣、硬邦邦的材质等，都会诱发瘙痒的感觉。另外，一定要选择适合自己的尺寸。

选择合适的尺寸非常重要

3 选择没有松紧带的内裤

裤腰和裤腿部分的松紧带和蕾丝花边，折回去的较厚的部分以及接缝处会刺激皮肤，引起瘙痒的感觉，现在市面上已经出现了无痕内裤，对皮肤刺激很小。

一直用这种哟

4 去掉展示品质的标签

建议去掉衣服上的标签，连缝标签的线也不要留。最近，直接印刷在衣物上的标签不断增加，这样可以减轻标签对皮肤的刺激。

直接印刷的标签

⇩

选择不摩擦皮肤、对皮肤友好的内衣和外衣。

每天都要防晒，但一定不要过度防御

　　大家都知道，紫外线（ultralviolet，UV）会给皮肤带来各种各样的伤害，同时也会给健康造成巨大的风险。紫外线是太阳光所含的一种光线，虽然长波紫外线（UVA）不会伤害表层皮肤，但是可以渗透到皮肤深处，对真皮层和血管产生影响，从而对皮肤造成潜在的伤害。在美黑日晒中心照射的就是长波紫外线。照射中波紫外线（UAB）几小时后，皮肤会出现发红的晒伤炎症反应；几天后，皮肤则会变黑、出现色素沉着。长时间照射紫外线会导致皮肤出现斑点、皱纹、松弛等皮肤老化问题，即便是阴天，我们也会照射到约80%的紫外线。沥青、水面、雪地等反射的光线中也包含紫外线。另外，耳朵、后颈、肩膀、趾甲等部位是防晒的盲点，常常被忽略，一定要注意这些部位的防晒。但是，因为过度恐惧紫外线，把自己关在家里，或者全身穿黑色衣服等过度防御不利于我们的身心健康。另外，也会导致身体缺乏维生素D。那么，我们一起正确地抵抗紫外线的照射吧！

所有人都容易晒伤！ 3 种皮肤类型

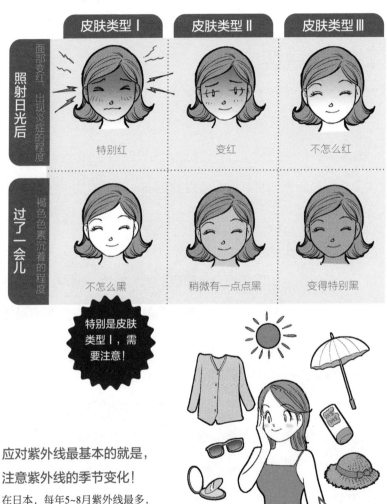

	皮肤类型 I	皮肤类型 II	皮肤类型 III
照射日光后 面部变红、出现炎症的程度	特别红	变红	不怎么红
过了一会儿 褐色色素沉着的程度	不怎么黑	稍微有一点点黑	变得特别黑

特别是皮肤类型 I，需要注意！

应对紫外线最基本的就是，注意紫外线的季节变化！

在日本，每年5~8月紫外线最多，尤其是每天上午10点到下午2点是紫外线高峰。要养成每天都要防晒的习惯。

使用帽子（帽檐在7厘米以上）、遮阳伞、墨镜、长袖衣服、防晒霜*等来防晒

*防晒霜：防止晒伤的外用产品，"PA"较高的防晒霜抵御UVA较强，"SPF"较高的防晒霜则抵御UVB较强。

均衡饮食、高质量的睡眠、适度运动非常重要

为了保持皮肤的健康，在进行适当的皮肤护理时，还需要均衡饮食、提高睡眠质量、进行适度的运动，总而言之，生活规律十分重要。

饮食生活要注意两点，一是各种营养素*要均衡，二是进食要适量。均衡的饮食可以帮助身体形成消化、吸收、储存、排泄各种营养素的体内环境，以此保持皮肤的健康。只吃水果和蔬菜的饮食习惯，不仅会破坏营养均衡，还会导致皮肤缺少新陈代谢所必须的蛋白质。

睡眠不足和昼夜颠倒的生活是导致痤疮等皮肤疾病恶化的主要原因。人体在睡眠的时候，会分泌较多修复皮肤损伤、促进新陈代谢的激素，尤其是入睡3~4小时时，分泌量最多。所以一定要养成早睡早起的习惯，并且要提高睡眠质量。

另外，适当的运动可以缓解压力，其中最简单方便的运动就是走路。但是还是要寻找适合自己的运动，并且将其坚持下去。

* 各种营养素：碳水化合物、蛋白质、脂肪、维生素、矿物质、膳食纤维等。

改善生活习惯

1 每天吃早饭

早饭是一天的能量来源，所以要养成吃早饭的习惯。但是注意不能过度摄取盐分。

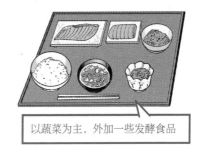

以蔬菜为主，外加一些发酵食品

2 保证充足的睡眠

入睡3~4小时这段时间，生长激素分泌最多，睡前2~3小时泡澡可以帮助进入熟睡状态。

皮肤在睡眠中修复

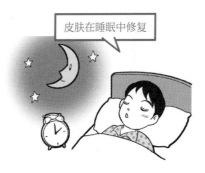

3 适度运动可以缓解压力

活动身体可以促进血液循环、增强新陈代谢、缓解压力。

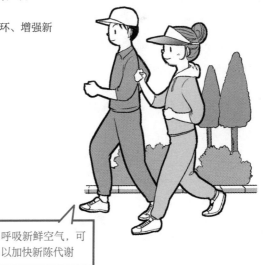

呼吸新鲜空气，可以加快新陈代谢

深呼吸可以放松身心

　　人不知道为什么总会有些压力，而压力正是让皮肤问题恶化的罪恶之源。而且，压力还会诱发抓挠皮肤的行为，因此消除压力是解决皮肤问题的关键。

　　听音乐、看电影、散步、旅行等都可以转换心情、缓解压力。感受到压力或想抓挠皮肤的时候，先试着慢慢长吐一口气。事实上，深呼吸是最简单的消除压力的方法。因此，当你感觉到压力时，可以试着慢慢地深呼吸。而且，当压力过大时，会出现轻微的呼吸急促的现象。

　　深呼吸有利于缓解交感神经的紧张状态、放松心情。

　　另外，正确的呼吸方法可以维持血压、脉搏、出汗等功能的平衡，也可以帮助消化，有利于身体健康。

简单！放松的方法

吐气要尽可能长、缓慢

吐气后，轻轻闭上嘴巴，心里
默数1、2、3……

闭上嘴巴后，空气会自
然从鼻子进入身体，不
用特意呼吸。

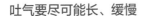

1 在任何地方都可以做深呼吸

自然站立，然后从嘴里长长吐一口
气。不要低头，稍微抬头。

一定要一边吐气

勾脚尖

保持坐着的姿势，不要躺下

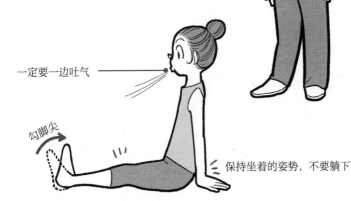

2 睡前简单地活动一下身体

睡前如果你感觉有些累的话，简单地活动一下身体就好。一边吐气，一边勾脚
尖，数1、2、3后，放松，重复2~3次，有放松下肢的作用。身心放松能够提高
睡眠质量。

只有皮肤科医生才知道的事情，希望患者可以正确理解

作为一名皮肤科医生，要做到最基本的事情就是聆听患者的诉求，仔细观察患者皮肤的症状，然后作出诊断。即便说眼睛看到的东西就是全部也不过分，虽然和患者看到的是相同的东西，但是皮肤科医生却能看到不同的内容。为了达到较好治疗效果，皮肤科医生会找出病因。另外，必须推测出"是什么原因造成了这样的症状"。皮肤科医生的职责在于发现眼睛看不到的事情。

我是一名专门治疗心理原因引起的皮肤疾病（皮肤心身症）的医生。大家就算知道"心身症"这个用语，是不是也会和神经症混淆，将这种疾病误认为心理疾病，无法正确地理解它。心理问题引起的皮肤疾病是因为心理遭受了巨大的压力，然后引起的皮肤疾病。因此，心理皮肤科医生不仅需要治疗皮肤问题，还需要治疗患者的心理问题。很多人觉得，抗压能力弱的人容易患皮肤心身症，然而事实并非如此。

一个人试图忍耐并且压制巨大的压力时，也会患上皮肤心身症，因此坚强的人反而更容易中招。

患成人型特应性皮炎、痤疮等慢性难以治愈的皮肤疾病后，仅仅治疗皮肤疾病，往往很难完全康复。压力诱发的抓挠皮肤的癖好与皮肤疾病的发生、恶化，甚至复发都有密切的关系。然而，现在将皮肤疾病当作心身症治疗的医疗机构还很少，本书提到的伴随瘙痒症状的皮肤疾病，很容易受到压力的影响，因此希望大家将其当作一种心身症去对待。

很多人因为皮肤瘙痒无法入睡而去医院就诊。和他们交谈之后发现，原来很多人正因为家庭或工作的事情烦恼。

日本人以勤劳努力著称。但是当你觉得累的时候、心情低落的时候，稍微示弱也无妨。而且，当听到别人关心自己的话时，也会马上充满活力。因此，可以偶尔问问自己，是不是有点累了。"这个也不能放弃，那个也不能放弃"试着慢慢地减少对自己这样的苛责吧。

日本小林皮肤科医院院长

小林美咲

●主编介绍

小林美咲

小林皮肤科医院院长。

医学博士，日本皮肤科学会认证的皮肤科专门医，日本东洋医学会认证的中医专门医，东京女子医科大学东医疗中心皮肤科非坐班讲师。

作为身心皮肤疾病的领头人，小林女士多次发表相关的演讲，并出版了相关的专业书籍。擅长实施能够考虑到患者心理和社会层面的治疗，从幼儿到老人，小林女士的患者年龄遍布各个层次，深受当地患者和慕名而来患者的信赖。

【简历】

1977年	毕业于东京医科齿科大学医学部
1983年	毕业于东京医科齿科大学医学部皮肤科研究生院，并取得博士学位
	任职于东京医科齿科大学附属医院皮肤科
	任职于都立墨东医院皮肤科
1987年	开设小林皮肤科医院
2009年	东京女子医科大学东医疗中心皮肤科非坐班讲师
	日本临床皮肤科医会常任理事；日本皮肤科心身医学会理事

【所属】

日本皮肤科学会、日本临床皮肤科医会、日本研究皮肤科学会、日本皮肤科心身医学会、日本小儿皮肤科学会、日本东洋医学会、日本临床汉方医会、日本精神门诊医疗学会、日本嗜癖行动学会